智慧健康养老服务与管理专业教材
编审委员会

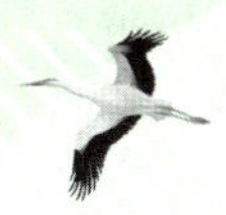

智慧健康养老服务与管理专业教材

常用社会急救技术

主　编　杨礼芳　邹　华

副主编　沙　莉　章　佩　崔丽娜

参编人员（按姓氏笔画顺序排列）

石　芬　卢齐伟　杨　柳

罗夏冰　周　颖　雷金美

广东高等教育出版社

Guangdong Higher Education Press

·广州·

内 容 简 介

本书针对我们日常生活中常见的各种突发急症、外伤、中暑、淹溺、中毒等情况，以通俗易懂、便于学习掌握的方式，详细地讲解了公民应当掌握的基本急救常识和应对突发状况时的急救技术、应急措施。全书共分为八个项目，主要包括院前急救、生命体征和意识的检查方法及临床意义、心脏呼吸骤停的急救、常用急救技术、常见症状和体征的急救、常见中毒的急救、环境和生物危害的急救、常见疾病急救。

本书旨在帮助读者了解急救常识，提高救护能力，让读者在急救人员到达前，能第一时间采取急救措施，保护自己，救助他人。

本书适用于智慧健康养老服务与管理专业、现代家政服务与管理专业、社会工作专业以及其他非医学类专业高职大专学生、教育部急救教育试点院校学生、社会人员急救技能培训学习使用，也可供医学大类专业学生使用。

图书在版编目（CIP）数据

常用社会急救技术 / 杨礼芳，邹华主编. —广州：广东高等教育出版社，2022. 7（2026. 2 重印）

（智慧健康养老服务与管理专业教材 / 刘文清主编）

ISBN 978-7-5361-7125-1

Ⅰ. ①常… Ⅱ. ①杨… ②邹… Ⅲ. ①老年人 – 急救 – 教材 Ⅳ. ① R459.7

中国版本图书馆 CIP 数据核字（2021）第 192651 号

出版发行	广东高等教育出版社 地址：广州市天河区林和西横路 邮编：510500　　营销电话：（020）87553335 网址：www.gdgjs.com.cn
印　　刷	广东海洋印刷有限公司
开　　本	787 mm × 1 092 mm　1/16
印　　张	14.25
字　　数	422 千
版　　次	2022 年 7 月第 1 版
印　　次	2026 年 2 月第 4 次印刷
定　　价	48.00 元

总　序

人口老龄化是社会发展的重要趋势，是人类文明进步的体现，也是我国当前及今后较长一段时间的基本国情。人口老龄化对经济运行全领域、社会建设各环节、社会文化多方面乃至国家综合实力和国际竞争力，都具有深远影响。积极应对人口老龄化，是贯彻以人民为中心的发展思想的内在要求，是实现经济高质量发展的必要保障，是维护国家安全与社会和谐稳定的重要举措。

党的十八大以来，以习近平同志为核心的党中央高度重视老龄工作，党的十九届五中全会将积极应对人口老龄化确定为国家战略。2021 年重阳节前夕，习近平总书记对老龄工作作出重要指示，强调各级党委和政府要高度重视并切实做好老龄工作，贯彻落实积极应对人口老龄化国家战略，把积极老龄观、健康老龄化理念融入经济社会发展全过程，加快健全社会保障体系、养老服务体系、健康支撑体系，让老年人共享改革发展成果、安享幸福晚年。

“十四五”时期，中共中央、国务院高位部署、科学谋划，积极应对人口老龄化战略。2021 年中共中央、国务院印发《关于加强新时代老龄工作的意见》，2022 年国务院印发《“十四五”国家老龄事业发展和养老服务体系规划》，共同构成了实施积极应对人口老龄化国家战略、实现老龄事业和产业高质量发展的顶层设计。自此，养老服务体系建设不仅成为积极应对人口老龄化国家战略的重要支撑，更是满足老年人日益增长的多层次、高品质健康养老需求的重要举措，既是社会工程，也是一项重要的民生工程。

“十四五”时期，我国老年人口规模大，老龄化速度快，老年人需求结构正在从生存型向发展型转变，养老服务还存在发展不平衡不充分等问题，主要体现在农村养老服务水平不高、居家社区养老和优质普惠服务供给不足、专业人才特别是护理人员短缺、科技创新和产品支撑有待加强等方面，建设与人口老龄化进程相适应的养老服务体系、培养与新时代养老服务体系相适应的养老服务人才队伍的重要性和紧迫性日益凸显，任务更加艰巨繁重。目前，我国养老服务人才队伍突出问题表现在人才严重短缺、队伍不稳定、文化程度低、年龄偏大、服务技能和专业知识差等方面，这些问题严重制约着我国养老服务水平的发展和提高，严重影响老年人多样化养老服务需求的实现。

职业教育是促进社会服务产业提质扩容的重要抓手，产教深度融合是促进产业高质量发展的重要手段。为服务国家积极应对人口老龄化战略，助推新时代养老服务体系建设，大力培养复合型养老服务人才队伍，广东开放大学（广东理工职业学院）作为“老年学”重点学科建设单位和粤港澳大湾区老年教育研究基地、粤港澳大湾区智慧健康养老研究基地、首批国家老年服务类示范专业建设单位，借助线上教学的优势、资源的优势、平台的优势与体系的优势，联合广东高等教育出版社，组织老年服务与管理的专家学者和一线教学经验丰富的专业教师，研发出版了本套智慧健康养老服务与管理专业配套教材。

本系列教材以专业教学标准和课程标准为依据，呈现出三大特点：

一是系统性。在编写思想上，充分体现以能力为本的思想，注重职业道德和职业素养、职业技能的培养。教材的研发体现教育属性和职业属性的有机结合，既能满足专业教学及升学的需要，也能满足就业的需求。

二是创新性。在编写形式上，采用任务驱动编写模式，通过行动导向、项目引领、任务驱动等模块化教学，增强了“做中学、做中教”的教学双向互动，让职业能力培养有效地体现在教学过程中。同时增加数字资源模块，实现“互联网＋教育＋养老”。

三是实用性。教材内容的研发基于工作过程及职业情境，立足智慧健康养老服务与管理岗位需求，对准由行业企业专家提出的真实用人要求和职业活动，让学生切实掌握就业岗位的工作内容，达到职业能力及职业道德要求，实现学有所指、学有所用的目的。

本系列教材的研发得到了上级有关部门的关心和支持，也得到省内外有关职业院校、行业企业的大力支持和积极参与，在此致以衷心的感谢！

本系列教材的出版是我们为了建立和完善养老服务人才培养体系，提高人才培养质量所做的积极探索和努力，由于水平有限，难免存在不尽如人意之处，恳请广大专家、读者和一线教师提出宝贵意见，帮助我们把这项工作做得更好。

2022 年 6 月 20 日

前　言

随着时代的进步，人们的健康意识明显提高。但各种灾难和意外灾害时有发生，威胁着人们的生命和健康。意外伤害已经成为危害人类健康的全球性公共卫生问题。人们对掌握急救知识的意识越来越强烈，同时公民急救知识普及率的高低是衡量一个国家文明程度的重要标志之一。掌握急救知识，为生活中可能面对的任何意外急救做好准备，势在必行。

我们组织国内高校的医学专业教师和临床一线专家对《常用社会急救技术》一书的课程设置、教学内容、课程体系、教学方法的改革等进行了全方位的研讨和论证，力求做到教材内容与职业标准的对接，以满足学生未来职业活动所需的最基本、最常用理论知识和技术技能为主线，同时兼顾学生未来可持续发展所必须深化和拓展的急救知识、急救技能，保证教材的先进性和实用性。该书针对我们日常生活中常见的各种突发急症、外伤、中暑、淹溺、中毒等，以通俗易懂、便于学习掌握的方式，详细地讲解了公民应当掌握的基本急救常识和应对突发状况时的急救技术、应急措施，如常见急危重症的现场急救技术、各种外伤的现场急救技术、常见中毒的急救处理等。本书共分为八个项目，主要包括院前急救、生命体征和意识的检查方法及临床意义、心脏呼吸骤停的急救、常用急救技术、常见症状和体征的急救、常见中毒的急救、环境和生物危害的急救、常见疾病的急救。

本课程是一门实践性很强的学科，教材设计并落实好实训内容有利于学习者巩固理论知识，又能使学习者在实践中提高急救技能；同时，在教材的相关项目中设置了“思政元素”栏目，融入党的二十大精神，更好地实现课程思政，充分发挥本教材的铸魂育人功能。本教材编写过程中突出了以下编写特点和原则：①按照急救工作任务和工作过程程序化教材内容，体现了任务驱动、项目导向的职教理念；②推行案例教学，教材中编入了教学案例，设计了案例工作任务，以培养学习者综合运用知识解决临床实际问题的能力；③适合急救实际需求，每一个知识模块内容精简、通俗易懂、图文并茂；④学习形式创新，融入信息化学习，以“互联网＋教育资源共享”为背景构建数字化教材整体思路，把在线预习、同步练习、操作视频等资源以二维码的形式与教材内容相结合，实现做中学与学中做。

本书旨在帮助读者了解急救常识，提高救护能力，让读者在急救人员到达前，能第一时间采取急救措施，保护自己，救助他人。本书适合于智慧健康养老服务与管理专业、现代家政服务与管理专业、社会工作专业以及其他非医学类专业高职大专学生、社会人员急救技能培训使用，也适合于医学大类专业学生使用。

本书的编写过程中，兄弟院校的教师提出了宝贵的意见并参与了编写，重印时得到了急救培训导师覃林海的宝贵意见，使本书内容得到进一步的完善，在此一并表示衷心的感谢。全书编写分工如下。绪论：杨礼芳（广东理工职业学院）、周颖（广东理工职业学院），项目一：杨柳（湖南省人民医院）、连丽平（中山火炬开发区颐康老年服务中心），项目二：崔丽娜（广东岭南职业技术学院），项目三：雷金美（湖南中医药高等专科学校），项目四：章佩（湘潭医卫职业技术学院），项目五：沙莉（湖南中医药高等专科学校），项目六：罗夏冰（广东岭南职业技术学院），项目七：邹华（湖南中医药高等专科学校），项目八：卢齐伟（滁州城市职业学院）。全书统稿由杨礼芳、邹华和杨柳共同负责。

本书最后一页附有本书配套课件和微课视频二维码，还提供了心肺复苏、海姆立克虚拟仿真系统网址，点击网址可进入系统的练习模式或考核模式。微课视频资源由中山市博爱医院庄炯宇副主任医生、汪爱梅主管护师，珠海市卫生学校李芳高级讲师，永州职业技术学院龚晓艳、陈思辉、吴海燕、张丽娟、周艳云、唐萍完成。

由于编者水平所限，书中存在疏漏和缺点在所难免，敬请老师、同学和读者批评指正，以便日后不断完善、改进。

编　者
2024 年 12 月 10 日

目　录

绪论

随着时代发展，民众生活节奏加快、生活现代化程度提高及交通运输工具多样化，各种意外伤害已经成为危害人类健康的全球性公共卫生问题。人们对掌握急救知识的需求越来越强烈，同时公民急救知识普及率的高低也是衡量一个国家文明程度的重要标志之一。为了及时有效地抢救这些急症和突发事故的患者，向广大民众普及急救技术技能，为生活中可能面对的任何意外急救做好准备已势在必行。

急救技术是急救医学的重要组成部分。它以挽救患者生命、提高抢救成功率、促进患者康复、减少伤残率、提高生命质量为目的，而社会急救技术以提高意外伤害救治率、为医学抢救赢得时间为目的。两者都以现代医学科学理论为基础，其实施与行为研究是急救的核心内容，具有专科性、综合性和实践性等特点。

一、急救技术发展史与现状

（一）急救技术的起源与发展历程

急救技术和急救护理的起源可以追溯到1854—1856年的克里米亚战争时期。当时前线战伤的英国士兵死亡率高达42%以上，弗洛伦斯·南丁格尔率领38名护士前往战地救护伤员，使受伤士兵死亡率下降至2.2%。这充分说明了急救技术的有效实施在急危重症病人抢救中的重要作用。南丁格尔的出色表现，也奠定了她在现代护理学中的地位。

知识拓展

弗罗伦斯·南丁格尔出生于英国一个富有的家庭。她开创了战地救护新模式。她被称为“克里米亚的天使”，又被称为“提灯天使”。为了纪念这位近代护理事业的创始人，她的生日“5.12”成为国际护士节。

20世纪50年代初期，北欧发生了脊髓灰质炎大流行，许多病人因呼吸肌麻痹而不能自主呼吸，将病人集中起来，辅以“铁肺”治疗并配合相应的特殊护理技术，效果良好。这是世界上最早用于监护呼吸衰竭患者的“监护病房”。60年代随着电子技术的发展，心电监护仪、电除颤器、呼吸机、血液透析机等得到开发与应用，急救技术进入了有抢救设备配合的新阶段。到60年代后期，监护设备的集中使用，促成了重症监护病房（ICU）的建立。1968年麻省理工学院建立急诊医疗服务体系。1975年5月，国际红十字会在联邦德国召开了急救医疗会议，提出了急救事业国际化、国际互助和标准化方针，要求急救车装备必要的急救设备，国际统一急救电话号码及交流急救经验等。1979年，国际上正式承认急救医学是一门独立的医学学科。

（二）我国急救工作发展现状

我国急救技术起步于抗日战争和解放战争时期对伤员的战地初级救护和转运。20世纪50年代，我国按照苏联模式在大中城市建立急救站，70年代开始建设心脏监护病房，80年代各医院相继成立急救中心。1980年10月，卫生部颁发《关于加强城市急救工作的意见》，要求根据条件加强急救工作。1983年卫生部颁布了《城市医院急诊室（科）建设方案》，对急诊科任务、急诊医疗工作方向、组织和管理，以及急诊工作规章制度做了详细的规定。1986年11月，我国颁布了《中华人民共和国急救医疗法》，从此我国的急救医学、急救护理工作有法可依，步入正轨。此后，随着我国经济实力的增强和全社会对急救工作重要性认识水平的提高，急救工作飞速发展，设立了全国统一呼叫号码“120”，由院前急救、急诊科、ICU构成的急诊医疗服务体系逐步建立。急救车辆、通信工具及急救设备得到了极大改善，急救医疗护理水平有了较大提高，民众急救意识普遍增强，急救护理学的内容和范畴不断扩展，急诊医疗服务体系越来越健全。

2013年11月29日国家卫生和计划生育委员会颁布了《院前医疗急救管理办法》，从机构设置、执业管理、监督管理、法律责任等方面做出了详细规定，并要求于2014年2月1日正式实施。此办法的实施进一步规范并推动了我国院前急救工作的开展。

二、急救技术的研究范畴

急救技术是急救医学的重要组成部分，随着急救医学的发展，工作范畴不断扩大，内容更加丰富，主要包括院前急救、院内救护、重症监护、灾难救护以及教学、科研和管理工作等内容。

（一）院前急救

院前急救也称院外急救，是指急、危、重症伤病员进入医院前的医疗救护，包括现场呼救和救护、途中监护和运送等环节。其中现场救护是院前急救的先导，由现场的最初目击者完成，主要是具有初步现场急救知识和技能的公民。

院前急救是社会的一项任务，也是社会的公益事业，主要研究院前急救与社会的关系、院前救护的社会地位和功能，以及与通信、运输、信息、行政管理部门的协调与配合等。侧重于以下5个方面：①开展对急危重症患者评估方法、标准和检伤分类的研究；②开展现场救护技术的研究；③开展院前急救救护仪器、设备开发利用的研究；④开展院前救护理论的研究；⑤开展对全民急救知识和技能培训的研究。

（二）院内救护

院内救护是院前急救的延续，也是急救医疗服务体系的第二个重要环节。急诊科是院内救护的第一线，急危重症病人最为集中、病种最为繁杂和抢救管理任务最为繁重的临床一线科室。急诊科实行 24 小时开放，承担急症病人的急诊接诊、急危重症病人抢救、突发公共卫生事件救援等多项急救工作。

急诊科是医院的“前沿阵地”，一切医疗护理过程均应突出“急”的特点，其急救质量优劣可反映医院整体医疗护理水平。需具备与急救工作相适应的工作环境、设施设备和急救物品等条件，应配备受过专门训练、掌握急救医学专业知识和技能的医护人员，能够对来院的急诊病人提供有效的紧急医护服务，为病人及时获得后续专科诊疗服务提供支持与保障。

（三）重症监护

重症监护是急救的重要组成部分，是指受过专门训练的医护人员，在配备有先进监护和急救设备的重症监护病房（ICU），接受由急诊科和院内有关科室转来的危重患者，对心肺脑复苏（CPCR）术后、休克、昏迷、多器官功能衰竭、严重水电解质酸碱失衡、急性多发性创伤等急危重症患者进行全面监护与治疗。

（四）灾难救护

灾难救护是指对自然灾难（如地震、洪水、火灾、泥石流、台风、海啸等）和人为灾难（如交通事故、化学中毒、放射性污染、战争等）所造成的人员伤害提供迅速有效的紧急救护与援助。灾难救援需要得到政府和社会各界的重视、支持和帮助，尤其是大型灾害事故及战地救援，需要动员社会各界的力量，有组织、有计划地协调工作，统筹合理安排人力、物力、财力，在最短的时间内争取最佳的救援效果。

（五）教学、科研和管理工作

民众对急救质量要求不断提高，急救救护岗位专业知识与技能更新越来越快，专业化程度越来越高。合格的急救人员，应具备多元化的知识与技能。能够独立完成急诊分诊、病情评估、紧急救护、协调配合等工作，能够正确阅读急危重症病人的各项监测指标，能够及时发现各项危急值及复杂情况，能够依据急诊病人的个体化需求完成急诊特殊护理程序。

为适应社会急救人才的需求，中华护理学会和危重症监护委员会等各级专业协会积极开展专科培训及学术活动，为急救救护人才培养做出了重要贡献。各级红十字会组织社会人员开展学习急救医学和急救技术相关专业知识，有计划地组织急救医学讲座，举办急救技术培训，加强急救技术研究及信息交流，使急救技术教学、科研与实践紧密结合，以促进人才培养、提高急救救护人员的专业技术水平。

三、急救医疗服务体系

急救医疗服务体系（EMSS）是集院前急救、院内急诊科诊治、重症监护病房救治和各专科的“生命绿色通道”为一体的急救网络。院前急救负责现场急救和途中转运救护，急诊科和 ICU 负责院内救护，该体系既适合于平时的急救医疗工作，也适合于大型灾害或意外事故的急救。

（一）急诊医疗服务体系的组成

完整的急救医疗服务体系由院外急救、院内救治和重症医疗病房救治组成，三者形成一个分工明确、联系密切的有机整体，体现急诊的即刻性、连续性、层次性和系统性。包括合理高效的急救网络指挥系统、良好的急救硬件设备配置、专业化的急救人员和完善的卫生法律法规的政策支撑。急诊医疗服务体系可分以下四个层次。

1. 急救网络指挥中心

目前，我国地市级及以上城市均建有急救中心，急救中心下设若干急救站。设立了统一的 120 急救呼叫电话和通信指挥网络，在地市卫生行政部门的领导下，统一指挥全地市日常急救工作和上级指派的临时救护任务，最大限度地发挥 EMSS 的系统功能。

2. 医院急诊科

急诊科实行 24 小时开放，承担来院急诊病人的紧急诊疗工作，为病人提供院前急救后续专科医护服务。在我国，许多地市综合医院急诊科还兼有急救站职能，担负院前急救和灾难救援等多项工作任务。

3. 重症监护或专科监护

重症监护病房是实施重症或专科监护的临床单位。作为 EMSS 的重要环节，系统、高质量的医学监护和救治是提高急危重症病人抢救成功率、降低死亡率和伤残率的重要保障。

4. 基层急救医疗服务

乡镇卫生院、社区卫生服务站作为最基层的医疗服务机构，其主要工作职责包括以下内容：在急救专业机构的指导下，学习和掌握现场救护的基本知识及技术操作；负责所在乡镇、社区的防火、防毒、战伤救护等知识的宣传教育工作；在意外灾害发生时，在急救专业人员到达前，及时、正确地组织民众开展现场自救、互救工作。

（二）急救医疗服务体系的管理

1. 完善政策法规

我国的急救医疗服务起步于 20 世纪 50 年代，与发达国家相比还存在一定的差距。1980 年 10 月，卫生部颁布了《关于加强城市急救工作的意见》。2013 年 11 月 29 日国家卫生和计划生育委员会颁布的《院前医疗急救管理办法》落实，我国 EMSS 进一步加强和完善，该体系在抢救伤病员的生命时将发挥更大的作用。

2. 健全急救网络

灵敏高效的急救网络是提高急救能力的硬件保障。各地卫生行政部门应根据当地实际情况组建符合本地实际的急救网络，建立急救中心（站）、医院急诊科、社区卫生服务中心等相结合的 EMSS。省市急救中心应发挥 EMSS 核心成员作用，承担本地 EMSS 的统筹管理、院前急救协调指挥、急救信息传播、急救技术培训和科研工作。

3. 科学配置资源

急救中心必须制定完善的管理制度，并配备转运工具、必要的抢救与监护设备。①转运工具，急救转运工具不仅是运送病人的载体，也是现场及途中实施急救、监护的场所。救护车要专车专用，应当符合救护车卫生行业标准，标志图案、标志灯具和警报器应当符合国家、行业标准和有关规定。②必要的抢救与监护设备，可实施心肺复苏、气管插管、心脏除颤、心电监护、血氧饱和度监测等紧急救护和监护措施。

4. 加强急救专业人员培训

建立健全急救人员长效培训机制，不断提高专业急救人员技术水平，是保证急救质量的关键。建立院前急救人员准入制度，确保院前急救人员都经过专业培训并具备相应的业务能力。EMSS 管理人员需要具有医学资格，并接受相关专业管理培训。建立复训制度，有计划地组织急救知识讲座、急救新技术培训，积极开展急救学术与信息交流，更新急救理念，使急救科研、教学、实践紧密结合，促进急救人才培养，适应快速发展的急救事业需求。

5. 普及社会急救

普及社会急救知识对缩短急救反应时间、提高急救成效具有重要意义。政府及各级各类医疗卫生机构应广泛开展急救知识宣传，树立民众急救意识，普及急救技术，如徒手心肺复苏术、创伤急救技术等。当意外伤害发生时，在专业人员尚未到达现场前，现场民众能正确有效地进行自救和互救，如及时拨打 120 急救电话呼救、对心搏骤停病人尽早给予心脏按压等。社会各部门接到相关呼救信息时，要给予人力、物力、财力和技术等方面全力支持。

知识拓展

“生命之星”（star of life）（图 0-1）是急救医疗服务体系（EMSS）的国际标志，它交叉的 6 条臂，象征着 EMSS 的六大功能：①发现；②报告；③反应；④现场抢救；⑤运送途中监护；⑥转至院内救治。

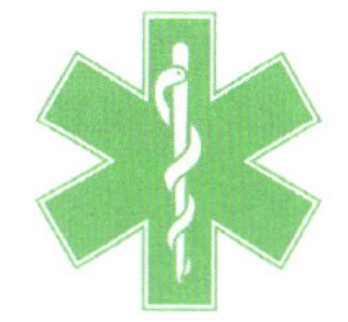

图 0-1 生命之星

四、急救救护人员的素质要求

要成为一名合格的急救救护人才，必须具备以下几点。

1. 良好的思想道德素质

急救救护人员应具备高尚的医疗道德，对患者要有深切的同情心，树立时间就是生命的观念；具有急救意识和应变能力；同时要有团队作战精神，齐心协力抢救患者。

2. 良好的管理与沟通协调能力

救护人员不仅是各项救护措施的执行者，还是急救环境的维护者，急救设备、药品的管理者，急救信息的沟通者及各种关系的协调者。

3. 良好的身心素质

急救人员不仅要有良好的身体素质和较强的心理承受能力，还要保持良好的精神、心理状态和稳定的思想情绪，同时要注意锻炼身体，只有做到身心健康，才能胜任急救工作的需要。

4. 扎实的理论基础知识

急救救护工作范围跨度大、内容广、实践性强、涉及所有年龄阶段的疾病。这就要求护士不仅要有扎实的理论知识，还要善于将各科知识相互联系、融会贯通，并将理论和实践结合，认真总结成功的经验和失败的教训，善于分析在抢救中遇到的各种问题，经过科学的思考，提高发现问题、分析问题、解决问题的能力。

5. 娴熟的急救技术

急救技术是一门实践性很强的医疗技术，课程中涉及的心肺复苏、基本操作技能和抢救仪器的使用等，需要多亲自动手模拟练习加深感性认识，以便能娴熟地掌握好常用的急救技术，达到技术成型、协调作战，这样才能在以后的抢救工作中及时有效地应用。

思政元素

立德树人

党的二十大报告指出：“办好人民满意的教育。”育人的根本在于立德。全面贯彻党的教育方针，落实立德树人根本任务，培养德智体美劳全面发展的社会主义建设者和接班人。社会急救不仅要求急救者掌握良好的专业技术，还要有健康的身体、良好的心理素质和社会适应能力。在教学中融入思政内容，有助于培养学生的爱国、敬业的价值观。

同步练习

请扫描右方二维码获取绪论练习题。

院前急救

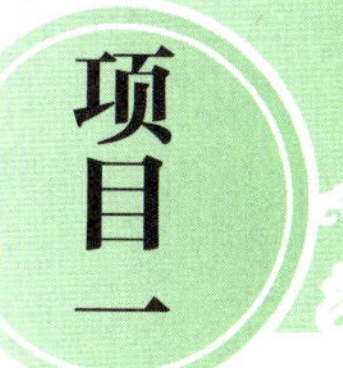

项目概述

意外伤害已成为危害人类健康的全球性公共卫生问题。意外伤害的发生呈逐年上升的趋势，其发生率、死亡率及后遗残疾率高，是居民死亡原因的第 4 位，也是 1 ~ 34 岁人群的首要死亡原因。我国每年因意外伤害死亡的患者约 70 万人，伤残约 200 万人，这些意外伤害对社会造成了显著影响，其导致的经济损失约占国内生产总值的一定比例。意外伤害伤员在 1 小时内死亡的数量占总死亡的 50%。“急救从现场开始”的观念逐渐被人们所认识。周密的预防是防止意外事故的关键，但当突发事故来临时，能够妥善应对处理突发伤害事故，最大限度地降低事故带来的危害非常重要。

本项目重点学习院前急救的概述与院前急救方法和措施，共 2 学时。

学习目标

1. 知识目标

（1）掌握院前急救的原则和院前急救措施。

（2）熟悉院前急救的任务。

（3）了解院前急救的特点。

2. 能力目标

（1）能对患者迅速实施准确的院前急救。

（2）能说出与院前急救相关的理论知识。

3. 素养目标

（1）具备关心、爱护患者的职业道德。

（2）具备快速、准确实施院前急救的能力。

在线预习

扫描下方二维码可阅读了解本项目思维导图。

任务一 院前急救概述

任务情境

某天，急救指挥中心接到呼救，某高速公路离入口 41 km 处发生多车连环相撞交通事故，受伤人数和伤情不详。你正好在车祸现场。

任务：1．现场急救应遵循什么原则？

2．如果你是现场急救人员，应如何拨打 120 急救电话？

任务描述

院前急救是指意外或事故发生时，在医护人员或救护车到达前，“第一目击者”以公认的医学原则为基础，在事发现场对患者实施初步的救助或救护。即在患者发病或受伤开始到医院就医之前这一阶段的救护。院前急救是现代医学一个新的重要分支，工作质量关系着急性创伤患者的生命。

据世界卫生组织统计资料报告，全球每年因交通事故造成死亡的人数约有 120 万人，其中 20% 是因为没有得到及时有效的救治而死亡。高效快速的院前急救可以为患者赢得抢救时机，为院内后续治疗奠定基础。发病 1 h 内为抢救黄金时间，6 h 内为白银时间，6 h 以上称为白布时间（死亡时间）。由于许多突发急、危、重症或意外伤害事故往往发生在行车途中、工作场所、居家环境等，“第一目击者”参与现场急救是急救成功的直接保证。如果现场的“第一目击者”能够立即实施正确、基本的紧急救护，可争取到最初宝贵的抢救时间，极大地降低院前死亡率和伤残率。

当今的急救新理念是“急救”走出医院围墙，进入社区、家庭等院外场所，希望有在事发现场的第一目击者能在第一现场采取有效的施救手段进行初步急救，为抢救争取黄金时间，从而提高抢救成功率，减少伤残率。社会医疗急救工作关系到广大人民群众的生命安全和身体健康，随着城市建设的发展和规划的不断扩大，市民对于社会急救医疗工作的要求越来越高。形成熟练的全民化急救技术普及模式，提高突发事件的急救成功率以达到最佳的急救效果，做到“居民能自救、邻居能互救、现场能抢救、急时能施救”，达到急救“社会化”的目的。

一、院前急救的性质

院前急救是急救医疗服务体系（EMSS）中的首要环节和重要的基础部分。心脏骤停患者抢救最佳时间是 4 min，严重创伤伤员抢救黄金时间是 30 min。及时有效的院前急救对于挽救患者的生命、减轻痛苦、防止再损伤及提高抢救成功率、降低伤残风险、避免并发症和后遗症都有非常重要的意义。

院前急救有广义和狭义之分。狭义的院前急救专指由通信、运输和医疗基本要素所构成的专业急救机构在患者到达医院前实施现场救治和途中监护的医疗治疗。广义的院前急救既可以是医疗单位，也可以是其他如红十字会、消防、交通等部门或个人的救治活动。广义和狭义的主要区别在于是否有公众的参与。

院前急救主要包含四层含义：①患者发病地点在医院以外，急救时间是进入医院以前；②患者病情紧急、严重，必须进行及时抢救；③院前急救是患者进入医院前的初期救治，而不是救治全过程；④患者需及时、安全地转移到医院进行延续、系统的救治。

当今社会对院前急救工作的成效评价日益重视，已将其作为衡量一个地区急救工作水平和能力高低的标志。

二、院前急救的特点

院前急救所抢救的对象、环境、时间、条件和在医院急诊科相比更为复杂，故形成了它独有的特点。

（一）突发性

因院前急救的对象往往是在人们预料之外突然发生各种危及生命的急症、创伤、中毒、灾难事故等的伤病员，事件发生随机性强，尤其当成批伤病员出现时会令人措手不及，如汶川地震发生时。所以，应普及和提高广大公众救护知识和技能，相关部门要有应急预案，以便在突发事件出现时能及时进行自救、互救和专业救援。

（二）紧迫性

院前急救的紧迫性不仅体现在病情急、时间急，而且还体现在心理急。对危及生命的严重情况，如窒息、张力性气胸、大出血、心肌梗死等，救护是否及时关系到患者的存亡；对非致死性的伤病，如脊椎损伤、胸腹部创伤等，救护及时与否也影响预后。因此院前救护刻不容缓，救护人员要做到常备不懈、随叫随出，充分体现“时间就是生命”的抢救意识。此外，还应注意缓解患者及其家属心理上的焦急与恐惧。

（三）艰难性

气象、气候复杂，交通道路艰险，空间狭小，光线暗淡，噪声轰鸣，缺医少药等都使院前急救比一般日常救护工作要艰难。急救人员必须具备强健的身体素质、扎实的专业素质和对现场局面的决策能力，能够努力克服各种困难，积极创造有利条件，尽力争取在各种恶劣条件下做好急救工作。

（四）复杂性

院前急救往往涉及不同专科的患者，病种多样，病情复杂危急，要求在较短时间内对患者进行评估、判断并合理处理，因此，要求参与院前急救的救护人员必须具备全面的急救知识和技能，自如应对可能出现的各种情况。

（五）灵活性

院前急救常无齐备的抢救器材和药品，因此要机动灵活地在现场寻找替代品，就地取材，尽力把握更多的抢救机会，为患者获得抢救时间。

（六）风险性

院前急救不仅存在较大的技术风险，而且还存在人身伤害风险。如火灾现场、塌方现场、刑事犯罪现场、毒气泄漏现场等，遇到精神病患者或酗酒者，救护车发生交通事故等。要求急救人员树立和加强自我保护意识。

（七）社会性

院前急救工作范围超出了医疗领域，要与社会各界打交道，如患者家属、事件目击者、围观者、警察、记者、犯罪嫌疑人等。急救人员应及时向有关人员如实交代病情，努力做好解释、安慰工作，尽量满足人们的合理要求，赢得理解、信任、支持与合作。要求急救人员具备一定的社会经验、良好的心理素质、较强的人际沟通能力和应变能力。

三、院前急救的任务

院前急救总的任务是采取及时有效的急救措施和技术，最大限度地减轻伤病员的痛苦，降低致残率，减少病死率，为院内抢救打好基础。

（一）日常对呼救患者的救护

对呼救患者的救护是急救中心（站）的主要和经常性任务。院前呼救患者一般分为两类：一类是如窒息、心肌梗死、猝死、大出血、严重创伤等短时间内有生命危险的危急重症患者，占呼救者的10%～15%。遇上这类患者必须现场紧急处理，如畅通气道、心肺脑复苏、止血等，以挽救生命或维持生命功能稳定后再在监护下转运至医院。另一类是如骨折、急腹症、支气管哮喘发作等病情紧急但短时间内无生命危险的急诊患者，占呼救患者的85%～90%。对此类患者现场处理的主要目的在于稳定病情、减轻痛苦、安全转送和避免并发症的发生，如骨折患者先固定再转送。

（二）灾害、事故或战争中的院前急救

在自然灾害和人为灾害中，伤者多、伤情重，情况复杂，救护人员应根据现场实际情况认真执行有关抢救预案，与消防、公安、交通等其他救灾部门密切配合，同时注意自身的安全。无预案时需要加强现场伤病员分类和救护，并根据不同情况合理进行分流和转送。不能转运的危重患者可就地搭建手术棚，术后再安全转运。

（三）特殊救护值班任务

特殊救护值班任务是指为大型集会、体育活动、重要会议及外国元首或重要来宾来访时的救护值班。执行任务时急救系统应该处于一级战备状态，急救人员要坚守岗位、妥善准备、周密布置，随时应付可能出现的各种意外事件。

（四）通信网络中心的枢纽任务

急救通信网络有三方面：一是市民和急救中心的联络；二是急救中心与所属分站、救护车、急救医院（即EMSS内部）的联络；三是急救中心与上级领导、卫生行政部门和其他救灾系统的联络。急救通信网络在整个急救过程中不但承担着急救信息的接收任务，而且还承担着传递信息、指挥调度及与上级领导、急救指挥中心、急救现场、急救车、急诊科的联络，起承上启下、沟通信息的枢纽作用。

（五）急救知识的普及

院前急救的成功率和公民的自我保护意识、自救与互救的能力相关。因此，全社会应大力普及急救知识，让公民在突发现场成为能开展现场救护的“第一目击者”，赢得抢救时间，达到“挽救生命，减轻伤残”的目的。可通过广播、电视、报刊、网络、社区宣传栏等进行教育宣传，以及举办各种急救知识与救护技术培训班，普及与提高全民自救互救水平。

知识拓展

院前急救八禁忌

1. 急性腹痛患者忌用止痛药。
2. 腹泻患者忌乱服止泻药。
3. 昏迷患者忌仰卧位。
4. 心源性哮喘患者忌平卧位。
5. 脑出血、脊柱损伤患者忌随意搬动。
6. 内脏脱出忌立即回纳。
7. 小而深的伤口忌马虎包扎。
8. 触电患者忌徒手拉救。

四、院前急救的原则

（一）先排险后施救

施救前，应先对现场环境的危险程度进行评估，排除不安全因素后再施救，或者先帮助患者脱离危险区后再施救。如触电的患者，应先切断电源后再进行救护，有害气体造成的中毒现场，应先将患者脱离险区再进行救护，以保证救护者和患者的安全。

（二）先重伤后轻伤

现场急救应优先处理可能危及生命的严重情况，伤病员较多时，应先抢救病情危重者，后抢救病情较轻者。但在时间、人力、物力有限的情况下，遵循“先重后轻”原则的同时，重点抢救有可能存活的急危重症患者。

（三）先复苏后固定

如有心跳呼吸骤停伴骨折的患者，应先进行心肺脑复苏（CPCR），待心跳呼吸恢复后再进行骨折的固定。

（四）先止血后包扎

如遇有大出血又有创口者，首先立即用指压、止血带或药物等方法止血，再消毒包扎。

（五）先施救后运送

先施救后运送指对垂危重伤患者，先进行现场初步紧急处理后，才可在医疗监护下转运至医院，以免耽误宝贵的救治时间。急救时间越短，存活率越高。最佳急救期指伤（病）后 12 h 内；较佳急救期指伤（病）后 24 h 内；延期急救期指伤（病）后 24 h 后。

（六）急救与呼救并重

有多人在现场时，应急救与呼救同时进行，以尽快得到外援。只有一人的情况下，应先施救，再在短时间内进行电话呼救。

（七）转运与监护急救相结合

转运途中要密切观察监护患者的病情，必要时进行相应的急救处理，如除颤、气管插管、心肺脑复苏等，以使患者安全到达目的地。

五、院前急救组织形式

不同国家不同城市建立的急救医疗服务体系具有不同的特色，我国的院前急救组织管理形式主要有以下城市特点。

（一）北京模式（独立型）

北京建设的是一种综合自主形式的急救中心。由指挥调度科、院外急救科、院内急诊科、重症监护室、住院病房构成。急救中心拥有现代化的调度通信设备，可以和市政府卫生局、北京各大医院直接进行通信联系，是院前急救和重大急救医疗任务的统一指挥、调度和抢救中心，是个“大而全”的模式。其流程是：患者或家属、现场目击者通过120电话向市急救中心呼救，中心调度室派出车、人到现场急救，然后监护转运患者到急救中心或附近医院继续治疗。但由于未能充分利用其他医院的急救资源，需要巨额资金和大量人力来完善急救指挥系统和急救网络。

（二）广州模式（指挥型）

广州模式是由急救指挥中心作为全市急救工作的总调度，以医院急诊科为区域，按医院专科性质分片分科负责急救的模式。急救指挥中心为单纯性的指挥中心，与各医院无行政的隶属关系，但具有全市院前救护队调度指挥权，还负责与其他急救系统单位（如公安、消防、人防、血液中心、防疫站等）联系协作，以应付突发灾难事故。其流程是：患者或家属、现场目击者通过120电话向市急救指挥中心呼救，接到呼救后，指挥中心立即通知该区域承担院前急救任务的医院急诊科，急诊护士接到电话指令后，按病情通知有关专科医生、护士及驾驶员赶赴现场，然后监护转运患者到本院继续治疗。其特点是投资少，充分利用现有的医疗资源合理安排急救半径，但由于不具备急救医疗支持力量，与各医院急诊科的协调存在一定困难。

（三）上海模式（单纯型）

上海模式是由医疗救护中心和其所属分站与该市若干协作医院紧密配合的急救模式。急救中心下设若干分站，各分站负责院前急救，院内治疗则由各协作医院负责。其流程是：患者或家属、现场目击者通过120电话向市急救指挥中心呼救，接到呼救后，中心站调度指派就近分站派车、人赶赴现场，然后监护转运患者到协作医院或患者劳保医院继续治疗。功能与广州模式相似，但人、材、物均属中心，管理起来比较容易，院前反应速度快。

（四）深圳模式（集散型）

深圳模式是一个既依托各大医院，又自成体系的急救医疗指挥中心。中心实行“集中受理，分区处理，就近派车”的调度原则，以各大医院急诊科为急救单位，负责大部分的出车。急救中心除平时出车外也负责重大事故的抢救。在确保了中心指挥的权威性的同时又有较强急救医疗支持力量。特点是既充分利用现有的医疗资源，又能集中财力，完善指挥调度系统，并具有合理的抢救半径和有力的医院支持，在短期内形成强大的社会效益。但中心与各医院急诊科的协调管理还需不断完善。

（五）重庆模式（依附型）

重庆模式是依托于一家综合性医院的急救中心模式，实质上是医院的一个部门。其流程是：患者或家属、现场目击者通过 120 电话向县市急救中心呼救，接到呼救后，急救中心的院前急救部派车、人赶赴现场，然后监护转运患者回急救中心，由院内急救部继续治疗。特点是投资少，对院前患者处理能力较强，但指挥权威性的建立有一定困难，适宜中小城市。

（六）香港模式（消防型）

香港的急救组织隶属于消防署，采用和消防、司警统一的通信网络，报警电话为“999”，下设多个救护站，形成急救网络。可与警察、消防联合行动，遇大型事故时，还有医疗辅助队、救伤队（均为志愿团体）等参与抢救，有利于对灾难、意外事故的快速联合行动。

上述各急救模式组织形式各有不同特点，工作效率也有一定差异。但具有共性：具有现代化灵敏的有线或无线通信设备；基本健全的急救网络，使抢救半径缩短在 5 000 m 左右；给患者以最快速度和最高效的院前急救，从而减少伤残率、死亡率。

六、院前急救服务体系设置

在事故现场或发病之初即对伤病员进行初步救治，然后配备急救运输工具把他们安全快速转运到医院急诊科接受进一步抢救和诊断，待其生命体征稳定后再转送到重症监护病房（ICU）或专科病房，这种把院前急救、院内急诊科诊治和加强监护治疗三部分有机联系起来，以更加有效地抢救危重伤病员为目的的系统，叫作急救医疗服务体系（EMSS）。

虽然目前全国城乡院前急救模式不同，但有着共同的环节，如通信、运输、急救技术、急救网络、调度管理等。

知识拓展

120 电话能否随意拨打？

120 电话是“生命热线”，不能随意拨打。恶意拨打 120 电话是违法行为，根据《中华人民共和国治安管理处罚法》第二十三条规定，处警告或者 200 元以下罚款；情节较重的，处 5 日以上 10 日以下拘留，并处 500 元以下罚款。

（一）通信

通信是院前急救最先的一环，确保在任何时间、任何地点急救通信畅通无阻，是建立健全现代化急救通信网络的保证。120 急救电话畅通，每天 24 小时有专职调度人员值守；电话线光缆接入，有60路以上进线；能够自动记录呼救时间、自动同步录音、自动显示呼救方位和救护车的动态变化；根据呼救方位能自动推荐合适的分站。无线通信基本无盲区。

知识拓展

如何正确拨打120电话?

1. 尽可能把地址描述详细清楚。
2. 尽可能把患者的症状说清楚，如不省人事、大出血、不能动等。
3. 最好安排人到小区门口或者村口接车，并保持电话通畅。
4. 必须快速、准确地回答调度员需要了解的其他问题，要等调度员先挂电话，这样能方便医务人员判断需不需要出动救护车，以及保证救护车以最快的速度到达患者所在的地方。
5. 救护人员到达以前要对患者实施救治。

（二）运输

我国目前院前急救运输主要靠救护车，车辆状态完好是快速急救的重要保证。救护车分两种：普通型和危重监护型。普通型常配备：担架和转运保护用品，如普通或折叠式担架、床垫、床单、枕头、被子等；止血包扎固定用品、人工呼吸器具、手术器械；急救用的救生带、安全帽；血压计、棉签、胶布、压舌板、输液器、注射器等护理用品；消毒器具、消毒液；患者标记卡片；等等。危重监护型除了普通型的配备外，还有心电监护仪、除颤仪、起搏装置、气管插管、自动呼吸机、电动胸外心脏按压机、血氧饱和度测定仪等。原则上每5万~10万人口配一辆急救车，经济实力较强区域和灾害多发区域可增加车辆比例。急救车与医护人员配编比例为1:5，急救车与驾驶员配编比例为1:5。

（三）急救技术

院前急救的结果很大程度上取决于急救技术的高低。一般来说，要求院前急救人员掌握如下医疗技术：左心衰的抢救、急性心肌梗死的抢救、严重心律失常的抢救、大咯血的抢救、开放性气胸的抢救、呼吸衰竭的抢救、心跳呼吸骤停的抢救、消化道和各种外伤大出血的抢救、急性脑血管病的抢救、癫痫发作的抢救、烧伤的抢救、急腹症的处理、正常分娩接生术、小儿惊厥的抢救、眼外伤的抢救、鼻出血的抢救、各种休克和昏迷的抢救、各种中毒的抢救、各种传染病的转运、各种常用急救技术的操作等。

（四）急救网络

为了保证急救网络能满足社会急救需求，必须建立以若干分站、急救中心以及行政主管部门为一体，通信、车辆以及急救技术得到充分保证的急救网络。

1. 急救中心（站）

急救中心（站）的设置要考虑经济合理，能创造良好的急救条件。故应设立在区域的中心地带，要求车辆出入方便，尽量靠近大型综合医院或设立在医院内。拥有 30 万以上人口的区域应设置一个院外急救中心（站），其建筑面积不应小于 1 600 m^2，应具备通信、运输、行政办公和急救医疗场所，各类建筑最好独立，合并在一起时应尽量减少相互干扰。必须配备有救护车、车修设备、医疗药品器材、通信设备、电脑设备、教学科技设备、生活设备等，其他可根据实际情况配置。

2. 急救分站

急救分站要设置在人口密集区，交通较方便，在医院内或与医院毗邻，应该相对按城市医院规划均匀地分布。其建筑面积根据实际情况确定，一般每辆急救车占地面积 50 m^2 ~ 100 m^2，应包括下列各室：值班人员休息室、生活室、活动室、车库。需配备急救车辆、急救医疗药品器械、通信设备、生活设备。

（五）急救半径和反应时间

急救半径是指急救单元所执行院前急救服务区域的半径，代表院前急救服务范围的最长直线辐射距离，缩小急救半径是急救单元能快速到达现场的重要条件之一。急救半径市区 3 km ~ 5 km，郊区、县 10 km ~ 15 km。反应时间是急救中心（站）调度室接到呼救电话至急救车到达现场所需时间，包括通信时间、出发时间、到达现场途中的时间、到达患者身边的时间。它的长短是判断院前急救服务功能重要的综合指标之一，一般在接到救护指令后，急救车必须在 3 min 内开出医院，市区 10 km 内要求在 15 min 之内，郊区要求在 30 min 之内到达现场。

思 政 元 素

弱有所扶

党的二十大报告指出：“我们深入贯彻以人民为中心的发展思想，要在弱有所扶上持续发力。”医务人员更要具有“时间就是生命”的急救意识和应变能力，要有冷静、果断地发现问题和解决问题的能力。患者是弱势群体，我们要具备慎独和爱伤意识，想病患之所想，急病患之所急，尊重每一位患者，保护他们的隐私，解决他们和家属的急难愁盼的问题。

同步练习

请扫描右方二维码获取本任务练习题。

任务二 院前急救措施

任务情境

某天，急救指挥中心接到呼救，某高速公路离入口 41 km 处发生多车连环相撞交通事故，受伤人数和伤情不详。你正好在车祸现场。

任务：1. 作为第一目击人，你应如何对伤者进行病情分类？

2. 作为第一目击人，你应如何开展院前急救工作？

任务描述

一、现场评估

（一）评估要求

要求边抢救边评估，快速有效、准确无误。评估一个伤病员要求在 1 ~ 2 min 内完成，按照先危后重、再轻后小（伤势小）的原则进行。评估过程中注意“三清”：听清患者或陪同人员的主诉；问清与发病或创伤有关的细节；看清与主诉相符合的症状及局部表现。原则上尽量不移动患者，以免加重损伤。

（二）评估病因

快速评估造成事故、伤害及发病的原因，是否存在有对救护者、患者或旁观者造成伤害的危险环境，如救护触电患者，应先切断电源；现场危险因素不能及时消除时应首先撤离伤病员，或做好必要的防护措施。

现场伤员分类，是保证加快伤病员救治和转送速度的一种有效组织手段。其主要目的是快速、准确地评估病情，掌握救治重点，确定救治和运送的次序。

（三）评估病情

由于病情危急，病情评估应做到快速有效。评估一个伤病员应在 1 ~ 2 min 内完成，根据伤情可按照 SOAP 公式进行评估检查。

SOAP 公式中各字母分别表示：

① S（subjective，主观资料）：指简单的问诊，收集资料，伤病情严重时可不做。

② O（objective，客观资料）：指观察面色、伤口、神志、特殊气味等。

③ A（assess，评估）：运用 ABCBS 快速评估法。

④ P（plan，计划）：或称优先分类处理，是组织抢救或进行有序安全转运。

ABCBS 快速评估法中各字母分别表示：

① A（airway，气道）：检查气道是否通畅，有无舌后坠、分泌物、血块、异物等阻塞。

② B（breath，呼吸）：检查呼吸频率的改变是否由胸腔的伤口或压痛引起，呼吸是否停止。可用看、听等感觉来判定。

③ C（circulation，循环）：检查心脏功能是否正常，脉搏是否停止，可采用触、摸、量等方法来检查。

④ B（bleeding，出血）：检查伤病员的头部、胸腹、四肢有无大出血、内脏损伤、骨折等情况。

⑤ S（senses，感知觉）：检查伤病员的反应状况。

1. 快速评估危重病情

（1）意识状态。判断患者处于清醒、嗜睡、意识模糊、昏睡、昏迷中的何种状态。可对患者实行呼唤、轻拍面颊、推动肩部等动作，如对上述刺激没反应，说明患者意识丧失，情况危急。检查瞳孔大小、对光反射及是否散大固定。瞳孔不等大常提示颅脑损伤，存在颅脑血肿或脑疝；瞳孔缩小如针尖大小常提示有机磷农药中毒、吗啡中毒、毒蕈中毒及脑干病变；双侧瞳孔散大、对光反射消失是濒死或已死亡的征象。

（2）呼吸。通过一看（胸廓有无起伏）、二听（有无呼吸音）、三感觉（有无气流感）等方法来判断患者自主呼吸是否存在。检查气道是否畅通，如存在梗阻，应立即检查原因并予以解除。评估呼吸的频率、节律、深度有无改变，有无呼吸困难、发绀和三凹征，呼气是否有特殊气味。如呼吸已停止，应立即进行人工呼吸。

（3）循环。评估脉搏、血压和皮肤温度。脉搏主要检查桡动脉（也可为颈动脉或股动脉）搏动的强度、节律、频率是否异常。如桡动脉触摸不清，提示收缩压可能已经降到 80 mmHg 以下；如颈动脉触摸不清，提示收缩压可能已经降到 60 mmHg 以下。血压主要检查肱动脉血压，如上肢受伤，可测量腘动脉血压，其值比肱动脉高 20 ~ 30 mmHg。测量体温是否异常，有无发热、湿冷，并观察皮肤有无发绀、花纹来判断末梢循环情况。

2. 检查伤情

在快速完成现场危重病情评估后，根据实际情况，对患者的头部、颈部、胸部、腹部、骨盆、脊柱及四肢等进行系统性或有针对性的重点检查。在检伤中尽量少移动或不移动患者。注意倾听患者或目击者对发病或创伤有关细节的描述；要重点观察患者的生命体征、受伤与病变主要部位的情况。

（1）头部体征。①口：口唇有无发绀、破损，有无因误服腐蚀性液体所致烧伤或色泽改变；口腔内有无呕吐物、血液、食物或脱落牙齿，如发现牙齿松脱或安装有义齿者要及时清除。经口呼吸者，观察呼吸道频率、幅度、有无呼吸阻力或异味。②鼻：鼻腔是否通畅，有无呼吸气流，有无血液或脑脊液自鼻孔流出，鼻骨是否完整或变形。③耳：耳郭有无异物、变形，有无液体流出。如有血液或脑脊液流出，提示有颅底骨折。检查听力是否异常。④眼：观察眼球表面及晶状体有无出血或充血，视物是否清楚等。⑤面部：面部是否苍白或潮红，有无额部出汗。⑥头颅：注意头颅大小、外形，头皮有无外伤。

（2）颈部体征。观察颈部外形与活动，有无损伤、出血、血肿，有无颈项强直，颈后部有无压痛。触摸颈动脉搏动的强弱和节律，注意有无颈椎损伤，以及观察气管是否居中。

（3）脊柱体征。主要是针对创伤患者，在未确定是否存在脊髓损伤的情况下，切不可盲目搬动患者。检查时，用手平伸向患者后背，自上向下触摸，检查有无肿胀或形状异常。

（4）胸部体征。检查锁骨有无异常隆起或变形，向其上稍施压力，观察有无压痛，以确定有无骨折并定位。检查胸部有无创伤、出血或畸形，吸气时胸廓起伏是否对称。另外，通过双手轻轻在胸部两侧施加压力，检查有无肋骨骨折。

（5）腹部体征。观察腹部外形有无膨隆、凹陷，腹式呼吸运动情况，以及有无创伤、出血；腹部有无压痛或肌紧张等。确定可能损伤的脏器及其范围。

（6）骨盆体征。通过双手分别放在患者髋部两侧，轻轻施加压力，检查有无疼痛或骨折存在。观察外生殖器有无损伤。

（7）四肢体征。检查四肢有无形态异常、肿胀或压痛，两侧相互对照。如患者神志清醒，可让其活动肢体。检查肌力和皮肤感觉，注意肢端、甲床末梢循环。注意不能随意抬起患者双脚，以免加重损伤。

3. 病情分类

在成批伤员（指 3 人以上同时受伤或中毒）出现时，应进行现场分类，以利于对各类伤病员进行及时、恰当的处理。

伤员分类要求如下。①边抢救边分类：分类工作是在特殊而紧急的情况下进行的，不能耽误抢救。②指定专人承担：分类工作很重要，应由经过训练、经验丰富、有组织能力的人员承担。③分类依次进行：分类应依“先危后重，再一般（小伤势）”的原则进行。④分类应快速、准确、无误。

按伤病员出现的临床症状和体征可分为四类，用红、黄、绿、黑四种颜色将患者分类标记。标记卡放于伤病员的左胸部或其他明显部位，便于医护人员辨认并采取相应措施。

（1）重度：标记为红色。指危及生命的危重患者，如窒息、休克、中毒、电击、溺水、昏迷、大出血等。这类患者随时有生命危险，需要第一时间优先处理，迅速就地抢救。

（2）中度：标记为黄色。介于轻重伤之间，需尽快接受治疗，否则伤情很快恶化。如两处以上肢体骨折、肢体断离、大面积烧伤、骨盆骨折、软组织损伤等。一般不危及生命，需第二优先处理，进行必要的检查和处理后及时转运。

（3）轻度：标记为绿色。患者伤病情较轻，意识清醒，能积极配合检查，生命体征正常。如挫伤、擦伤、一处肢体骨折、关节脱位和小面积烧伤等。可在危重患者处理后再安排转运，但仍需随时观察病情。

（4）死亡：标记为黑色。来诊时已经死亡者。需妥善安置在适当或特定的位置，以免影响其他患者的抢救。

另外，还有与上述颜色同时使用的蓝色，表示患者已被放射源或传染病污染。

二、现场救护

（一）体位

（1）无意识、无呼吸、无心跳者，应仰卧于坚硬的平地或硬木板床上，解开衣领和裤带，进行心肺脑复苏术。

（2）意识障碍但有呼吸和循环者，应置于侧卧位，仰卧位者应将头偏向一侧，以防止呕吐物、分泌物误吸入气管而窒息。

（3）意识、呼吸、心跳存在者，根据疾病性质和病变部位摆好体位。如休克患者，采取中凹位；腹痛者，屈膝于腹前以放松腹肌；下肢肿胀者，抬高下肢以利静脉血回流；毒蛇咬伤下肢者，放低患肢，以减慢毒液的扩散。

在不影响急救处理的前提下，应尽量舒适，注意患者的保暖。

（二）现场救护要点

1. 维持呼吸功能，保持呼吸道通畅

应清除伤者口腔、咽喉和气管内的异物及痰液，昏迷者要防止舌后坠，用口咽管通气或用舌钳牵出固定。缺氧者给氧。呼吸停止者，迅速开放呼吸道，进行人工呼吸，如气管内插管、应用简易人工呼吸器、环甲膜穿刺等。开放性气胸者，立即封闭创口；张力性气胸者，立即穿刺排气。胸腔内积血积液者，进行胸腔闭式引流。

2. 维持循环功能

维持循环功能包括高血压急诊、心力衰竭、冠心病、急性心肌梗死和各种休克的处理，严重心律失常的药物治疗、心电监测、电除颤和心脏起搏及胸外心脏按压术等。

3. 维持中枢神经系统功能

维护中枢神经系统功能包括对急性脑血管疾病、癫痫发作及急性脑水肿的急救护理。

4. 迅速建立有效的静脉通道

维持有效循环血量和保证治疗药物及时进入体内，应尽量选用静脉留置针，以保证输液快速、畅通的进行。危重患者可建立两条以上的静脉通道。给药时要做到“三查七对”，用过的空瓶应暂时保留以便核对。

5. 创伤的现场救护

（详见项目四）

6. 灾害、意外事故的现场救护

（详见项目六、项目七）

（三）分流

对伤病员进行快速分流可以使之及时得到后续救治和处理。

（1）轻度损伤患者，经处理后可分流到住处或暂住点，或到社区卫生站点。

（2）中度损伤者，对症应急处理后可分流到附近有条件的医院。

（3）重度损伤者，经现场急救、维持生命措施后，生命体征稍稳定可分流到附近有条件的医院。

（4）死亡者，做好善后和遗体处理。

（四）现场救护的注意事项

1. 局部检查时注意

对于同一患者，第一步处理危及生命的全身症状，再注意处理局部症状。要从头部、颈部、胸部、腹部、背部、骨盆、四肢各部位进行检查，检查出血的部位和程度、骨折部位和程度、渗血、脏器脱出和皮肤感觉等。

2. 松解或脱去患者衣服的技巧

对于猝死、创伤、烧伤、骨折等患者，为了便于抢救和治疗，需要掌握松解或脱去患者的衣、裤、鞋和头盔的护理技巧，尤其对创伤、烧伤患者，衣服不仅掩盖了真实的伤口或出血，而且可能造成直接污染。

（1）脱上衣法：解开衣扣，将衣服尽量向肩部方向推，背部衣服向上平拉；提起一侧手臂，使其屈曲，将肘关节、前臂及手从腋窝处拉出；脱下一侧衣袖后，将扣子包裹在里面，可以卷成一卷将衣服从颈后平推至对侧，然后拉出衣袖，使衣服从另一侧上臂脱下来。若患者有一侧上肢受伤，脱衣袖时，应先脱健侧后脱患侧。若生命垂危、情况紧急时，可用剪刀剪开衣袖，为抢救争取时间和减少意外创伤。

（2）脱长裤法：患者平卧，解开腰带及扣子，从腰部将长裤推至髋下，保持双下肢平直，将长裤向下平拉脱出。注意不要随意将下肢抬高或屈曲。若确知患者无下肢骨折，可将下肢屈曲，小腿抬高，拉下长裤。

（3）脱鞋袜法：将患者踝部固定托起，以减少震动，解开鞋带，向下→向前顺脚方向脱下鞋袜。

（4）脱头盔法：用力先将头盔的边向外侧扳开，解除夹头的压力，再将头盔向后上方托起，即可去除。注意动作有力而稳，以不加重伤情为准。患者因有头部创伤并且因头盔而妨碍呼吸时，应及时去除头盔。对于疑有颈椎损伤者应十分慎重，必要时与医生合作处理。如患者无颅脑外伤并且呼吸良好，去除头盔较为困难时，可不必去除。

3. 灾难性救护及注意事项

灾难现场受伤患者多、病情复杂，甚至还存有致伤的危险。现场施救时要注意如下几个方面：

（1）灾难现场救护的关键是有计划、有步骤地抢救受伤患者。因此，要确保在最短时间内、用最安全的方法、采取最有效的措施抢救患者。

（2）灾难事件是突发性的事件，其致伤的原因不同，受伤患者多少不定，伤情轻重不一，给救护人员增加一定的救治难度，作为专业救护人员必须做到因事、因人、因病情而异，采取不同的救护措施，确保现场救护效果。

（3）灾难现场施救时要注意避免采用不正确的方法脱离致伤环境，不能盲目采用拖拉外露肢体的方法抢救受困患者，这样不易拉出患者，反而会造成更大的损伤。

（4）灾难性救护团队力量十分重要。首先是要有一支训练有素的专业志愿者团队，能应对所有性质的灾难来临；其次是救护人员和团队的培训要在平时经常进行，而且要有各类事件的应急预案。因此，当灾难发生时，团队能对灾难做出快速、准确的评估，评估可能受伤的人数，是否需要区域性的帮助等，救护人员有针对性地进行搜救、分诊、确认性治疗，疏散、撤离受伤人员。只有这样，才能使灾难性救护的效果得到保障。

（5）做好心理工作：由于突遇意外，患者往往没有心理准备，因此可能出现各种心理反应如焦虑、恐惧、忧郁等，此时施救人员应保持镇静，关怀、安慰患者，并以娴熟的救护技术对患者实施救护；对患者家属应客观地介绍病情，以取得其合作和理解，使抢救工作得以顺利进行。

三、转运与途中监护

危重患者经必要的现场急救如畅通气道、行心肺脑复苏、控制大出血后，应迅速转运到有条件的医院做进一步治疗。应注意避免不视病情而一味强调迅速转运，导致严重的不良后果。同时，要做到医疗监护运输，确保患者安全到达目的地。

（一）转运前救护准备

1. 转运前准备

转运前检查运输工具上的急救药品、器械和设备，针对病情做好充分的准备，确保转运途中能正常使用。

2. 通报病情

救护人员应向患者和家属做好转运解释工作，并说明病情及转运途中可能出现的病情变化，取得其理解与配合。

3. 通信联络

与急救中心（站）或医院取得联系，并通报患者的伤情，以利医院做好接收患者的准备。

4. 病情评估

转运前再次测量患者各项生命体征。

（二）常用的转运工具与特点

1. 担架

担架较舒适平稳，不受地形、道路等条件限制，但转运速度慢，人力消耗大，气候恶劣时影响使用。

2. 汽车

救护车具有快速、机动、方便等特点，受气候影响小，但道路不平时颠簸严重，特别是在拐弯、上下坡、停车掉头时更加严重，影响途中救护，且部分伤病员晕车，出现恶心、呕吐甚至加重病情。

3. 列车

在列车运送途中，因人员拥挤、列车车厢内环境较差，又要兼顾各类患者，负责转运的人员既要按病情护理好患者，还要注意对列车车厢内环境的保护，尽量减少异味，减少噪声。大批患者以列车运送时，每节车厢按病情轻重应加以调配，危重患者必须重点监护，做好标志，及时观察病情变化，发现问题及时处理。要做到细心护理重症患者，关心照顾一般患者，安抚引导轻症患者。

4. 飞机

飞机速度快、效率高、平稳，不受道路、地形的影响，但起降过程中机舱内气压变化对开放性气胸、腹部手术后、外伤致脑脊液漏等患者不利；高空中氧含量下降对肺功能不全、肺部病变的患者不利；温度、湿度、气压下降，对颅内病变、气管切开等患者不利。

（三）转运过程中的监测与护理

（1）根据不同运输工具和伤病情摆好体位。一般患者平卧；恶心、呕吐者侧卧；颅脑损伤、昏迷者头偏向一侧；胸部创伤呼吸困难者半卧；下肢损伤或术后患者适当抬高 15° ~ 20°，以减轻肿胀及术后出血；颅脑损伤者应垫高头部。

（2）担架行进途中，要保持患者身体在水平状态，患者足在前、头在后，上、下坡时，患者头部应在高处一端，以减轻患者不适。多人担架员的步调力求协调一致、平稳，防止前后左右摆动、上下颠簸而增加患者痛苦。必要时在担架上配置保险带，将患者胸部和下肢与担架固定在一起以防患者摔伤，运送途中注意防雨、防暑和防寒措施。

（3）脊椎受伤者，应保持脊柱轴线稳定，将其固定在硬板担架上搬运，观察生命体征变化，预防并发症发生。颈椎损伤者要尽可能用颈托保护颈椎，运送时尽量避免颠簸，不摇动患者身体。

（4）救护车要注意保持稳定行驶，密切观察病情变化，特别注意观察患者的面色、表情、呼吸的频率与节律，呕吐物、分泌物以及引流物的颜色、气味和量，伤口敷料浸染程度等，发现异常及时处理。

（5）飞机运送途中，随着飞机高度的上升，空气中氧含量减少，氧分压下降，心肺功能不全患者会加重病情；飞机的上升或下降造成气压的升降变化，会使开放性气胸的患者纵隔摆动，加重呼吸困难；如有腹部手术的患者可引起或加重腹部胀气、疼痛，甚至引起伤口裂开。另外，飞机的噪声、震动、颠簸等可能会引起患者晕机、恶心、呕吐。因此，飞机运送途中，要加强监护，除了将一般患者横放于舱内，注意保温和呼吸道湿化（因高空中温度、湿度较地面低），还要做好特殊患者的监护。如休克者头朝向机尾，以免飞行中引起脑缺血；有颅内高压者应先行减压后再空运；脑脊液漏者要多加纱布保护，严防逆行感染（因空中气压低会增加漏出液）；腹胀者应行肠胃减压术后再空运；气管插管的气囊内注气量要较地面少，以防气管黏膜缺血性坏死（因高空低压会使气囊膨胀，压迫气管黏膜）。

（6）途中要加强生命支持性措施，如输液、吸氧、吸痰、气管插管、气管切开、心肺脑复苏、深静脉穿刺等措施，注意保持各种管道畅通。

（7）用先进的监测、治疗手段加强生命维护，要随时观察监测患者呼吸、体温、脉搏、血压等生命体征以及意识、面色变化、出血等情况；使用心电监护仪对患者进行持续心电监测，一旦出现病情变化，应在途中紧急抢救，如采取心电除颤术等。

（8）做好抢救、观察、监护等有关医疗文件的记录，并做好伤病员的交接工作。

任务实施

具体实施过程如表 1–1 所示。

表 1–1　院前急救的步骤、程序和注意事项

操作步骤	操作程序	注意事项
操作前	评估： ·快速评估危重病情：意识、血压、心率、呼吸等； ·检查伤情：对头部、颈部、胸部、腹部、骨盆、脊柱及四肢，有针对性地重点检查； ·完成病情分类	·对病情进行评估前先评估环境会不会对救护者、伤者和旁观者造成伤害； ·消除现场危险因素，如触电，先切断电源
操作中	1. 安置体位 ·根据不同的情况摆放体位。 2. 维持呼吸功能 ·保持呼吸道通畅； ·口对口人工呼吸、简易呼吸器、环甲膜穿刺等。 3. 维持循环功能 ·胸外心脏按压； ·电除颤。 4. 及时送医 ·边现场救治边拨打 120 急救电话，迅速送往就近医院	
操作后	风险防范： ·注重社会人员急救技能的培训	

知识拓展

常用的急救穴位

中医急救简便、有效、实用、灵活。常用的急救穴位有：

1. 人中穴：急救第一要穴。位于人中沟的上 1/3 与中 1/3 交点处。

【手法】向上刺激 0.3～0.5 寸（1 寸≈ 3.33 厘米）。

【主治】昏迷、晕厥、暑病、癫狂、痫证等。

2. 合谷穴：止痛第一要穴。位于手背第一、二掌骨之间，以一手拇指关节横纹正对另一手的拇、食指之间的指蹼缘上，拇指尖所指处就是合谷穴。

【手法】点揉按即可。

【主治】头痛眩晕、目赤肿痛、鼻衄、齿痛等。

3. 内关穴：止心腹疼痛重要穴位。位于腕横纹上二寸，掌长肌腱与桡侧腕屈肌腱之间。

【手法】点揉按即可。

【主治】心痛、心悸、胸痛、胃痛等。

4. 神阙穴：胎儿气血运行之要道，神气出入之宫门。肚脐所在处即为此穴。

【用法】隔姜灸或隔盐灸。

【主治】中风虚脱、四肢厥冷等。

5. 涌泉穴：位于足底足趾跖屈时呈凹陷处，约足底二、三趾趾缝纹头端与足跟连线的前 1/3 与后 2/3 交点上。

【手法】点揉按皆可；可艾灸，可蒜泥灸。

【主治】头痛头晕、咽喉痛、小儿惊风等。

同步练习

请扫描下方二维码获取本任务练习题。

任务评价

自我检测单

<table>
<tr><td colspan="3">姓名：　　　　专业：　　　　班级：　　　　学号：</td></tr>
<tr><td rowspan="3">任务分析</td><td colspan="2">需要实施院前急救的情况：</td></tr>
<tr><td colspan="2">伤者病情的评估：</td></tr>
<tr><td colspan="2">伤者的现场救护：</td></tr>
<tr><td rowspan="3">任务实施</td><td>操作前：评估</td><td></td></tr>
<tr><td>操作中：现场救护</td><td></td></tr>
<tr><td>操作后：风险防范</td><td></td></tr>
</table>

思考实践

1. 生活中碰到意外事故发生时应怎样正确地拨打 120 电话？
2. 生活中碰到意外事故发生时应怎样正确地实施院前急救？

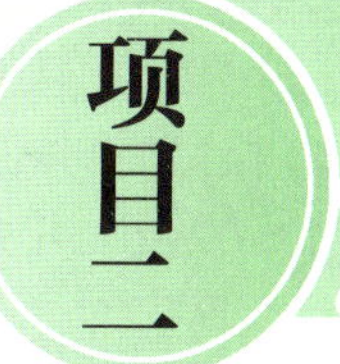

项目二 生命体征和意识的检查方法及临床意义

项目概述

生命体征是机体内在活动的一种客观反映，是衡量机体身心状况的可靠指标。在正常情况下，生命体征在一定范围内相对稳定；但当机体患病时，生命体征会发生不同程度的变化。

通过观察生命体征的变化，可以了解疾病的发生、发展及转归，为疾病的诊断、治疗和护理提供可靠依据。

本项目重点学习体温、脉搏、呼吸、血压的测量及护理，以及意识的观察，共8学时。

思政元素

着力解决急难愁盼

习近平总书记在党的二十大报告中指出："我们要实现好、维护好、发展好最广大人民根本利益，紧紧抓住人民最关心最直接最现实的利益问题，坚持尽力而为、量力而行，深入群众、深入基层，采取更多惠民生、暖民心举措，着力解决好人民群众急难愁盼问题。"生命体征的变化，可以为疾病的诊断、治疗和护理提供可靠的依据。我们一定要掌握生命体征的正确测量方法和临床意义的判断。

学习目标

1. 知识目标

（1）熟知体温、脉搏、呼吸、血压的正常值。

（2）熟知体温、脉搏、呼吸、血压的测量要点及注意事项。

（3）熟知体温、脉搏、呼吸、血压、意识异常情况的观察及护理措施。
（4）熟悉体温、脉搏、呼吸、血压的生理性变化。

2. 能力目标

（1）能正确完成体温的测量，并对于异常体温给予相应的护理措施。
（2）能正确完成脉搏的测量，并对于异常脉搏给予相应的护理措施
（3）能正确完成呼吸的测量，并对于异常呼吸给予相应的护理措施。
（4）能正确完成血压的测量，并对于异常血压给予相应的护理措施。
（5）能正确判断患者意识障碍的程度。

3. 素养目标

（1）操作规范、数值测量准确。
（2）具有冷静、果断地发现问题和解决问题的能力。
（3）具有慎独修养和爱伤观念。

在线预习

扫描下方二维码可阅读了解本项目思维导图。

任务一 体温的测量方法、正常范围及临床意义

任务情境

张华，男，19 岁。下午放学后和同学相约打篮球，回家的路上突遇大雨，当晚出现寒战发热，自觉全身肌肉酸痛，右胸疼痛，深呼吸时加重，以发热待查入院。入院腋温 39.5 ℃，入院后体温持续在 39 ~ 40 ℃，24 h 波动不超过 1 ℃，持续 6 d，高热不退。

任务：张华为哪种程度的发热？针对该患者的情况，你应采取哪些降温措施？

任务描述

机体温度分为体核温度和体表温度。体核温度也称体温，指身体内部胸腔、腹腔和中枢神经系统的温度，具有相对稳定且较皮肤温度高的特点。体表温度也称为皮肤温度，指皮肤表面的温度。体表温度可受环境温度和衣着情况的影响，且低于体核温度。正常人的体温保持在相对恒定的状态，主要是由于在下丘脑体温调节中枢的作用下，通过一系列的生理反应，使人体产热和散热，保持动态平衡的结果。

一、体温的测量方法

（一）目的

（1）判断体温有无异常。

（2）动态监测体温变化，了解疾病的发生、发展和转归。

（3）协助诊断，为预防、治疗及护理提供依据。

（二）测量前准备

1. 评估患者并解释

（1）评估患者的年龄、病情、意识、治疗情况，心理状态及合作程度。

（2）解释体温测量的目的、方法、注意事项及配合要点。

2. 患者准备

（1）了解体温测量的目的、方法、注意事项及配合要点。

（2）体位舒适，情绪稳定。

（3）测温前 20 ~ 30 min 若有运动、进食、冷热饮、冷热敷、洗澡、坐浴、灌肠等，应休息 30 min 后再测量。

3. 环境准备

室温适宜、光线充足、环境安静。

4. 人员准备

衣帽整洁，修剪指甲，洗手，戴口罩。

5. 用物准备

（1）备容器 2 个（一个盛放已消毒的体温计，另一个盛放测温后的体温计）、含消毒液纱布、手表（有秒针）、记录本、笔、手消毒液。

（2）若测量肛温，另备润滑油、棉签、卫生纸。

任务实施

具体实施过程如表 2–1 所示。

表 2–1　体温测量的步骤、程序及注意事项

操作步骤	操作程序	注意事项
1. 核对解释	核对患者姓名、性别。做好解释	·确认患者，取得合作
2. 安置体位	（1）给患者取舒适体位； （2）直肠测温采取侧卧、俯卧、屈膝仰卧位	·暴露肛门
3. 测量体温	（1）口腔测温法。 ①嘱患者张口，将体温计水银端斜放于舌下热窝处（图 2–1）； 图 2–1　舌下热窝 ②嘱患者口唇紧闭，用鼻呼吸； ③测量 5 ~ 10 min。 （2）腋下测温法。 ①擦干腋下汗液，将体温计放于腋窝处，紧贴皮肤，屈臂过胸，夹紧（图 2–2）； 图 2–2　腋温测量法 ②测量 10 min。 （3）直肠测温法。 ①润滑肛表水银端，插入肛门 3 ~ 4 cm（图 2–3）； 图 2–3　肛温测量法 ②测量 5 min	·舌下热窝是口腔中温度最高的部位，在舌系带两侧； ·勿用牙咬体温计，勿讲话 ·腋下有汗，导致散热增加，影响所测体温的准确性 ·用肥皂液或者油剂润滑； ·为婴幼儿、意识不清的患者测温时，应专人守护

（续上表）

操作步骤	操作程序	注意事项
4. 准确记录	（1）取出体温计，用消毒纱布擦拭； （2）准确读数，记录于记录本上	
5. 安置患者	整理床单位，协助患者取舒适体位	
6. 消毒用物	按体温计消毒法进行消毒	·若测肛温，用卫生纸擦净患者肛门处； ·防止交叉感染
7. 绘制曲线	洗手后绘制体温单或录入移动护理信息系统的终端设备	

（三）注意事项

（1）测量体温前应清点体温计数量，并检查有无破损。定期检查体温计的准确性。

（2）婴幼儿，精神异常、昏迷、口腔疾患、口鼻手术、张口呼吸者禁忌测口温。腋下有创伤、手术、炎症，腋下出汗较多，消瘦夹不紧体温计者或肩关节受伤者禁忌测量腋温。直肠或肛门疾患、手术、腹泻、心肌梗死患者禁忌测肛温。心肌梗死患者会因肛表插入一过性刺激迷走神经，导致心动过缓或心律不齐。婴幼儿、危重患者、躁动患者，应设专人守护，防止意外。

（3）避免影响体温测量的各种因素。测温前若有运动、进食、冷热饮、冷热敷、洗澡、坐浴、灌肠等，应休息 30 min 再测体温。

（4）测口温时，若患者不慎咬破体温计，应立即清除玻璃碎屑，以免损伤唇、舌、口腔、食管、胃肠道黏膜，再口服蛋清或牛奶，以延缓汞的吸收。若病情允许，可食用粗纤维食物，加速汞的排出。

（5）发现体温与病情不符合时，要查找原因，予以复测。复测仍然不正常者，要及时去医院就诊。

二、正常体温及生理变化

1. 正常体温

正常体温会在一定数值范围内波动，而并不是一个固定的数值。由于人体体核温度不易测量，临床上常以口腔、直肠、腋窝等处的温度来代表体温。在这三种测量方法中，直肠温度（即肛温）最接近于人体体核温度，但日常工作中，采用口腔、腋下温度测量更为常见。成人体温正常值及波动范围见表 2–2。

表 2-2　成人体温正常值及波动范围

部位	平均值	波动范围
口腔温度	37.0 ℃	36.3 ~ 37.2 ℃
腋下温度	36.5 ℃	36.0 ~ 37.0 ℃
直肠温度	37.5 ℃	36.5 ~ 37.7 ℃

温度可用摄氏温度（℃）和华氏温度（℉）来表示。摄氏温度与华氏温度的换算公式为：℉=℃ × 9/5 + 32。

2. 体温的生理变化

体温可随昼夜、年龄、性别、活动、药物等出现生理性变化，但其变化的范围很小，一般不超过 0.5 ~ 1 ℃。情绪激动、紧张、进食、环境温度的变化等都会对体温产生影响，在测量体温时，应考虑影响因素。

三、异常体温的临床意义

（一）发热

发热又称体温过高，指机体体温升高超过正常范围。发热可分为感染性发热和非感染性发热两大类。感染性发热较多见，主要由病原体引起，例如细菌、病毒、真菌、支原体、衣原体等；非感染性发热由病原体以外的各种物质引起，主要包括无菌性坏死物质的吸收所引起的吸收热、中枢性发热、癌性发热等，非感染性发热目前越来越引起人们的重视。一般而言，当腋下温度超过 37.0 ℃或口腔温度超过 37.3 ℃时即可称为发热。

1. 发热的程度

以口腔温度为例，发热程度可划分为低热（37.3 ~ 38.0 ℃）、中等热（38.1 ~ 39.0 ℃）、高热（39.1 ~ 41.0 ℃）、超高热（41 ℃以上）。

2. 发热过程及表现

一般发热过程包括三个时期：

（1）体温上升期：此期特点是产热大于散热。主要表现为皮肤苍白、干燥无汗、疲乏无力、畏寒甚至寒战。体温上升有骤升和渐升两种方式。骤升是指体温突然升高，在数小时内即升至高峰，常见于肺炎球菌感染、疟疾等；渐升是指体温逐渐上升，数日内达高峰，常见于伤寒等。

（2）高热持续期：此期特点是产热和散热在较高水平上趋于平衡。主要表现为面色潮红、皮肤灼热、脉搏呼吸增快、口干舌燥、头痛头晕、食欲下降、便秘、全身不适、软弱无力等。

（3）体温下降期：此期特点是散热大于产热，体温恢复至正常水平。主要表现为大量出汗、皮肤温度降低。退热方式可有骤退和渐退两种方式。骤退是指体温突然下降，在数小时内降至正常，常见于肺炎球菌感染、疟疾等；渐退是指体温在数天内降至正常，常见于伤寒、风湿热等。体温骤退者由于大量出汗，体液大量丧失，容易出现血压下降、脉搏细速、四肢厥冷等虚脱或休克现象，应加强观察。

3. 发热的处理措施

（1）观察病情：观察体温、脉搏、呼吸、血压及意识等生命体征的变化，定时监测体温。一般每日测量 4 次，高热时应每 4 h 测量一次，待体温恢复至正常 3 d 后，改为每日 1 ~ 2 次。

（2）降温：可选用物理降温法或药物降温法。物理降温有局部冷疗和全身冷疗两种方法。体温超过 39.0 ℃，选用局部冷疗，可在患者头部、腘窝、腹股沟等部位大动脉处放置冷毛巾、冰袋、化学制冷袋，通过传导方式散热；体温超过 39.5 ℃时，选用全身冷疗，可采用温水擦浴、乙醇擦浴等方式，达到降温目的。使用药物降温时应注意药物的剂量，尤其对年老体弱及心血管疾病者应防止出现虚脱或休克现象。实施降温措施 30 min 后应测量体温，并做好记录和交班。

（3）补充营养和水分：给予高热量、高蛋白、高维生素、易消化的流质或半流质食物。鼓励患者多饮温的盐糖开水，以每天 2 500 ~ 3 000 mL 为宜，以补充高热消耗的大量水分，并促进毒素和代谢产物的排出，帮助散热。对于不能进食的患者，遵医嘱给予胃肠外营养或者鼻饲饮食。

（4）促进患者舒适：①休息可减少能量的消耗，有利于机体康复。高热者需卧床休息，低热者可酌情减少活动，适当休息。为患者提供室温适宜、环境安静、空气流通等合适的休息环境。②口腔护理，发热时由于唾液分泌减少，口腔黏膜干燥，且抵抗力下降，易出现口腔感染。应在晨起、餐后、睡前协助患者漱口，保持口腔清洁，对于高热昏迷的患者，予口腔护理，2 次 / 天。③皮肤护理，患者退热期，皮肤大量出汗，应及时擦干汗液，更换汗湿衣物，防止受凉，保持皮肤的清洁、干燥。对长期持续高热者，应做好基础护理，勤翻身、拍背，预防压疮、肺炎等并发症。

（5）心理护理：应注意观察病情，经常探视患者，耐心解答各种问题，尽量满足患者的合理需要，给予精神安慰，以缓解其紧张情绪，消除其躯体不适。

（6）健康教育：教会测量体温的方法和发热的一般处理措施。

知识拓展

小儿高热的推拿方法

1. 打马过天河。

先按揉劳宫穴数遍，再一手大拇指按压劳宫穴不动，另一手的无名指、中指和食指从腕横纹处沿上臂掌侧正中线敲打至肘横纹处约 3 min。

2. 水底捞明月。

用右手拇指掌面从小儿小鱼际处绕到小天心再到大鱼际劳宫穴处，揉3次，拂扰，同时向掌心吹气。操作10次。

3. 清天柱骨。

一手食指和中指，先抚摸后拍打小儿后颈部约20次。再从小儿发际线推到大椎位置，至局部潮红。

（二）体温过低

体温过低指体温低于正常范围。

1. 临床分级

临床上，体温过低可分为轻度（32.1 ~ 35.0 ℃）、中度（30.0 ~ 32.0 ℃）、重度（< 30.0 ℃），重度体温过低出现瞳孔散大，对光反射消失。致死体温过低的温度为23.0 ~ 25.0 ℃。

2. 低温过低的原因

（1）散热过多：长时间暴露在低温环境中，使机体散热过多、过快；在寒冷环境中大量饮酒，使血管过度扩张热量散失。

（2）产热减少：重度营养不良、极度衰竭，使机体产热减少。

（3）体温调节中枢受损或者发育不良：中枢神经系统功能不良，如颅脑外伤、脊髓受损；药物中毒，如麻醉剂、镇静剂；重症疾病，如败血症、大出血等。早产儿因体温调节中枢发育不成熟，对外界温度变化不能自行调节。

3. 临床表现

患者体温过低时，会出现发抖，血压降低，心跳、呼吸减慢，皮肤苍白冰冷，躁动不安，嗜睡，意识障碍，甚至出现昏迷。

4. 处理措施

（1）密切观察生命体征：持续监测体温的变化，至少每小时测量一次，直至体温恢复至正常且稳定。同时注意呼吸、脉搏、血压的变化。

（2）提供合适的环境温度：维持室温在22 ~ 24 ℃左右，避免室内空气流通。

（3）给予保暖措施：予以毛毯、棉被、电热毯、热水袋等保暖措施；添加衣服，防止体热散失。给予热饮，提高机体温度。

（4）病因治疗：去除引起体温过低的原因，使体温恢复正常。

（5）做好健康教育：教会患者避免导致体温过低的因素，如营养不良、衣服穿着过少、供暖设施不足、某些疾病等。

知识拓展

体温计的种类和构造

1. 玻璃汞柱体温计：由一根真空毛细管外带有刻度的玻璃管构成，玻璃管一端为储汞槽，内盛汞液。玻璃管末端的球部装有水银，汞槽受热后，汞膨胀沿毛细管上行，其上行高度与受热程度成正比。体温表毛细管的下端和球部之间有一狭窄部分，使水银遇热膨胀后不能自动回缩，从而保证体温测试值的准确性。

2. 电子体温计：是采用电子感温探头来测量体温，测得的温度直接由数字显示，读数直观，测温准确，灵敏度高。有医院用电子体温计和个人用电子体温计两种。医院用电子体温计只需将探头放入外套内，外套使用后按一次性用物处理，以防止交叉感染；个人用电子体温计，其形状如钢笔，方便易携带。

3. 红外线测温仪：其原理是将物体发射的红外线辐射能转变为电信号，根据转变成电信号的大小可以确定物体的温度，红外线测温仪具有快速、安全、减少交叉感染的优点，目前临床应用种类较多，有前额体温计、耳温仪、报警体温计等。远红外线测温仪是利用远红外线的感应功能，常用于人群聚集处。

同步练习

请扫描下方二维码获取本任务练习题。

任务评价

自我检测单

姓名：	专业： 班级： 学号：
任务分析	需要测量体温的情况：

（续上表）

<table>
<tr><td rowspan="3">任务分析</td><td colspan="2">发热的程度：</td></tr>
<tr><td colspan="2">发热的过程及表现：</td></tr>
<tr><td colspan="2">发热患者的护理：</td></tr>
<tr><td rowspan="3">任务实施</td><td>操作前：评估与准备</td><td></td></tr>
<tr><td>操作中：测量体温</td><td></td></tr>
<tr><td>操作后：评价</td><td></td></tr>
</table>

任务二 脉搏的测量方法、正常范围及临床意义

任务情境

王某，男，72 岁，以“风湿性心脏病”收入院，主诉心悸、胸闷、头晕、四肢乏力，护士为其进行体格检查时发现其脉搏细数、极不规则、心律完全不规则、心音强弱不等。

任务：应该如何为其测量脉搏？正常脉搏在哪个范围内波动？

任务描述

在每个心动周期中，由于心脏的收缩和舒张，动脉内的压力和容积也发生周期性

的变化，导致动脉管壁产生有节律的搏动，称为动脉脉搏，简称脉搏。动脉搏动沿着动脉壁向小动脉传播，可用手指在体表触及。

一、脉搏测量的部位

凡是浅表、靠近骨骼的大动脉均可作为测量脉搏的部位。常用诊脉部位如图 2-4 所示。临床上最常选择的诊脉部位是桡动脉。

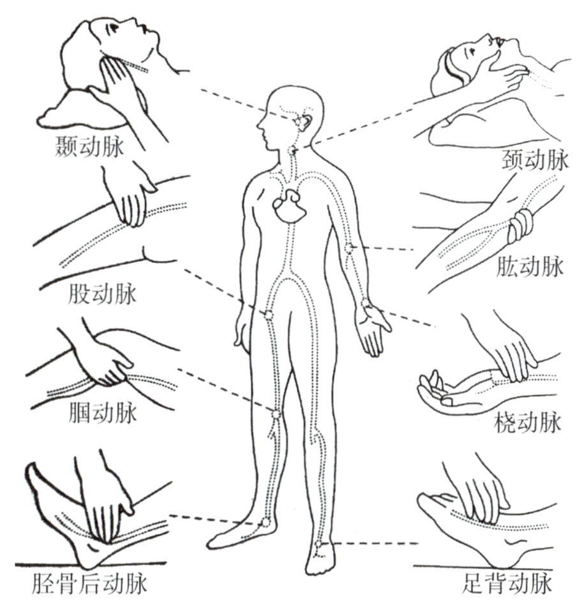

图 2-4　常见诊脉部位

二、脉搏测量的方法（以桡动脉为例）

（一）目的

判断脉搏有无异常，并观察伴随症状，为预防、治疗、康复、护理提供依据。

（二）操作程序

1. 评估

（1）患者的年龄、病情、治疗情况；测量部位的皮肤情况及肢体活动度。

（2）向患者及家属解释脉搏测量的目的、方法、注意事项及配合要点，取得理解和配合。

（3）患者在 30 min 内有无影响脉搏测量准确性的因素存在。

2. 测量前准备

（1）患者准备：了解脉搏测量的目的、方法、注意事项及配合要点；体位舒适，情绪稳定。

（2）环境准备：室温适宜、光线充足、环境安静。
（3）人员准备：衣帽整洁，修剪指甲，洗手，戴口罩。
（4）用物准备：手表（有秒针）、记录本、笔、手消毒液；必要时备听诊器。

任务实施

具体实施过程如表 2-3 所示。

表 2-3　脉搏测量的程序、步骤和注意事项

操作步骤	操作程序	注意事项
1. 核对解释	核对床号、姓名、性别	确认患者，取得合作
2. 摆放体位	患者取卧位或坐位；手腕伸展，手臂放舒适位置	患者体位舒适，护士便于操作
3. 测量脉搏	（1）护士用食指、中指、无名指的指端按压在桡动脉处，按压力量适中，以能清楚测得脉搏搏动为宜（图 2-5）。 图 2-5　桡动脉测量法	
3. 测量脉搏	（2）正常脉搏测 30 s，乘以 2。 （3）若发现患者脉搏短绌，应由 2 名护士同时测量，一人听心率，另一人测脉率，由听心率者发出“起”或“停”口令，计时 1 min（见图 2-6） 图 2-6　脉搏短绌测量法	将听诊器放在心尖部听心率
4. 准确记录	将测得的脉搏记录在记录单上	脉搏短绌记录方式为心率 / 脉率
5. 绘制曲线	洗手后绘制体温单或输入到移动护理信息系统的终端设备	

（三）注意事项

（1）测量前若有剧烈运动、情绪激动、紧张、恐惧、哭闹等，休息 20 ~ 30 min 后再测量。

（2）不可用拇指诊脉，因拇指小动脉的搏动明显，易与患者的脉搏相混淆。

（3）异常脉搏应测量 1 min；脉搏细弱难以触诊，应听心率 1 min。

（4）为偏瘫患者测量脉搏，应选择健侧肢体测量。

二、脉搏的正常范围

脉搏的观察从脉率、脉律、脉搏的强弱、动脉壁的情况等方面进行。

1. 脉率

脉率指每分钟脉搏搏动的频率。正常成人在安静状态下脉率为 60 ~ 100 次 /min。正常情况下，脉率和心率是一致的。当脉率微弱到难以测出时，应测心率。脉率的生理性波动受多种因素的影响。

（1）年龄：脉率随年龄的增长而逐渐减慢，到老年时轻度增快。

（2）性别：女性脉率比同龄男性稍快，通常每分钟快 7 ~ 8 次。

（3）体型：身材细高者的脉率常比矮壮者慢。因体表面积越大，脉搏越慢。

（4）活动、情绪：运动、兴奋、恐惧、愤怒、焦虑使脉率增快；休息、睡眠则使脉率减慢。

（5）饮食、药物：进食、使用兴奋剂、喝浓茶或咖啡能使脉率增快；禁食、使用镇静剂、吃洋地黄类药物能使脉率减慢。

2. 脉律

脉律指脉搏的节律性。正常脉律跳动均匀规则，间隔时间相等。但正常小儿、青年和部分成年人中，可出现吸气时增快，呼气时减慢，与呼吸周期有关的窦性心律不齐，一般无临床意义。

3. 脉搏的强弱

脉搏的强弱是触诊时血液冲击血管壁的一种主观感觉。正常情况下脉搏强弱相同。

4. 动脉壁的情况

动脉壁的情况指触诊时可主观感觉到的动脉壁性质。正常动脉管壁光滑、柔软、富有弹性。

三、异常脉搏的临床意义

（一）常见的异常脉搏

1. 脉率异常

（1）心动过速：成人在安静状态下脉率超过 100 次 /min，称为心动过速或速脉。

常见于发热、甲状腺功能亢进、心力衰竭、血容量不足、疼痛等患者。一般体温每升高 1 ℃，成人脉率约增加 10 次 /min，儿童则增加 15 次 /min。

（2）心动过缓：成人脉率少于 60 次 /min，称为心动过缓或缓脉。常见于颅内压增高、房室传导阻滞、甲状腺功能减退、阻塞性黄疸等患者。

2. 节律异常

（1）间歇脉：在一系列正常规则的脉搏中，出现一次提前而较弱的脉搏，其后有一较正常延长的间歇（代偿间歇），称间歇脉。如每隔一次正常搏动后出现一次期前收缩，称二联律；每隔两次正常搏动后出现一次期前收缩或每隔一次正常搏动后出现两次期前收缩，称三联律。常见于各种器质性心脏病，如心肌病、心肌梗死等；正常人在过度疲劳、精神兴奋、体位改变时偶尔也会出现间歇脉搏。

（2）脉搏短绌：在同一单位时间内脉率少于心率，称为脉搏短绌，简称绌脉。其特点是心律完全不规则，心率快慢不一，心音强弱不等，脉搏细数。常见于心房纤颤的患者。绌脉越多，心律失常越严重，病情好转后绌脉可以消失。

3. 强弱异常

（1）洪脉：当心输出量增加，周围动脉阻力较小，动脉充盈度和脉压较大时，则脉搏搏动强大而有力，称为洪脉。常见于高热、甲状腺功能亢进、主动脉瓣关闭不全等患者。

（2）细脉或丝脉：当心输出量减少，周围动脉阻力较大，动脉充盈度降低时，则脉搏弱而小，扪之如细丝，称细脉。常见于心功能不全、大出血、休克、主动脉瓣狭窄等，是一种危险的信号。

（3）交替脉：指节律正常而强弱交替出现的脉搏。主要由于心室收缩强弱交替出现而引起，是心肌受损的一种表现。常见于高血压性心脏病、冠状动脉粥样硬化性心脏病等。

（4）水冲脉：脉搏骤起骤降，急促而有力，犹如潮水涨落。主要由于收缩压偏高，舒张压偏低使脉压增大所致。常见于主动脉瓣关闭不全、甲状腺功能亢进、先天性动脉导管未闭等。触诊时，如将患者手臂抬高过头并紧握其手腕掌面，可感觉到急促有力的冲击。

（5）重搏脉：正常脉搏波在其下降支中有一重复上升的脉搏波（降中波），但比脉搏波的上升支低，不能触及。在某些病理情况下，此波增高可触及，称重搏脉。常见于伤寒、一些长期热性病和肥厚性梗阻性心脏病等。

（6）奇脉：指平静吸气时脉搏明显减弱或消失。常见于心包积液和缩窄性心包炎。是心脏压塞的重要体征之一。奇脉的产生主要机制是由于吸气时左心室的搏出量减少。

4. 动脉壁异常

早期动脉硬化，表现为动脉壁变硬，呈条索状，弹性消失；严重时则动脉迂曲甚至有结节。其原因为动脉壁的弹力纤维减少，胶原纤维增多，使动脉管壁变硬，呈迂曲、条索状。

四、异常脉搏的处理措施

1. 病情观察

观察患者的生命体征及脉搏的脉率、节律、强弱等；观察药物的治疗效果和不良反应；有起搏器者应做好相应的护理。

2. 休息与活动

患者应增加卧床休息的时间，适当活动，以减少心肌耗氧量。必要时给予吸氧。

3. 急救器材和药品

备好危重患者的急救器材和药品，及时送医院处理。

4. 心理护理

有针对性地进行心理护理，以稳定心态，消除紧张、恐惧情绪。

5. 健康教育

指导患者进清淡易消化的饮食；注意劳逸结合，戒烟限酒；善于控制情绪；勿用力排便；学会自我监测脉搏及观察药物的不良反应。指导患者及家属掌握自我检测脉搏的方法及简单的自救技巧。

同步练习

请扫描下方二维码获取本任务练习题。

任务评价

自我检测单

姓名：	专业：	班级：	学号：
任务分析	正常脉搏：		

（续上表）

任务实施	操作前：评估与准备	
	操作中：脉搏的测量方法	
	操作后：评价	

任务三 呼吸的测量方法、正常范围及临床意义

任务情境

张先生，77 岁，处于濒死状态，呼吸缓慢，不规则。

任务：如何为张先生测量呼吸？针对该患者的呼吸情况，应该采取哪些护理措施？

任务描述

机体在新陈代谢过程中，需要不断地从外界环境中摄取氧气，并把自身产生的二氧化碳排出体外，机体与环境之间所进行气体交换的过程，称为呼吸。呼吸是维持机体新陈代谢和生命活动所必需的基本生理过程之一，一旦呼吸停止，生命也将终结。

呼吸系统由呼吸道（鼻腔、咽、喉、气管、支气管）和肺两部分组成。

一、呼吸的测量方法

（一）目的

（1）判断呼吸有无异常。

（2）动态监测呼吸变化，了解患者呼吸功能情况。

（3）协助诊断，为预防、治疗、康复、护理提供依据。

（二）操作程序

1. 评估

（1）评估患者的年龄、病情、治疗情况、心理状态及合作程度。

（2）向患者及其家属解释呼吸测量的目的、方法、注意事项。

（3）患者在 30 min 内有无影响测量呼吸准确性的因素。

2. 测量前准备

（1）患者准备：了解呼吸测量的目的、方法、注意事项；体位舒适，情绪稳定，保持自然呼吸状态。

（2）环境准备：室温适宜、光线充足、环境安静。

（3）人员准备：衣帽整洁，修剪指甲，洗手，戴口罩。

（4）用物准备：手表（有秒针）、记录本、笔；必要时备棉花。

任务实施

具体实施过程如表 2-4 所示。

表 2-4　呼吸测量的步骤、程序和注意事项

操作步骤	操作程序	注意事项
1. 核对解释	核对姓名、性别	确认患者，取得合作
2. 测量呼吸	（1）测脉搏后手仍然保持诊脉姿势。 （2）观察胸部或者腹部起伏（一起一伏为一次）（见图 2-7）。 图 2-7　呼吸的测量方法 （3）一般情况测量 30 s，测得数值乘以 2；婴幼儿或者异常呼吸者应测 1 min	同时应注意节律、深度、声音、形态及有无呼吸困难
3. 准确记录	将呼吸值先记录在记录本上	记录方法为次 /min
4. 安置患者	整理床单位，安置患者于舒适体位	
5. 洗手记录	洗手后绘制体温单或录入移动护理信息系统的终端设备	

（三）注意事项

（1）测量前如有剧烈运动、情绪激动、哭闹等，应休息 30 min 后再测量。

（2）呼吸受意识控制，因此测量呼吸前不必解释，在测量过程中不使患者察觉，以免紧张影响测量的准确性。

（3）危重患者呼吸微弱时，可用少许棉花置于患者鼻孔前，观察棉花被吹动的次数，计时 1 min。

二、正常呼吸及生理变化

1. 正常呼吸

正常成人安静状态下呼吸频率为 16 ~ 20 次 /min，节律规则，呼吸运动均匀无声且不费力。呼吸与脉搏的比例为 1∶4。男性及儿童以腹式呼吸为主，女性以胸式呼吸为主。

2. 呼吸的生理变化

（1）年龄：年龄越小，呼吸频率越快。如新生儿呼吸约为 44 次 /min。

（2）性别：女性比同年龄的男性呼吸稍快。

（3）活动：剧烈运动可使呼吸加深加快，休息和睡眠时呼吸减慢。

（4）情绪：强烈的情绪变化，如紧张、恐惧、愤怒、悲伤、害怕等可刺激呼吸中枢，引起呼吸加快或屏气。

（5）血压：血压大幅度变动时，可以反射性地影响呼吸。血压升高，呼吸减慢减弱；血压降低，呼吸加快加强。

（6）其他：如环境温度升高，可使呼吸加深加快。

三、呼吸异常及临床意义

1. 频率异常

（1）呼吸过速：也称气促，指呼吸频率超过 24 次 /min。见于发热、疼痛、甲状腺功能亢进等。一般体温每升高 1.0 ℃，呼吸频率增加 3 ~ 4 次 /min。

（2）呼吸过缓：指呼吸频率低于 12 次 /min。见于颅内压增高、巴比妥类药物中毒、麻醉剂或者镇静剂过量等。

2. 深度异常

（1）深度呼吸：又称库斯莫尔呼吸，指一种深而规则的大呼吸。见于糖尿病酮症酸中毒和尿毒症酸中毒等，以便机体排出较多的二氧化碳，调节血中的酸碱平衡。

（2）浅快呼吸：是一种浅表而不规则的呼吸，有时呈叹息样。可见于呼吸肌麻痹、某些肺与胸膜疾病，也可见于濒死的患者。

3. 节律异常

（1）潮式呼吸：又称陈 – 施氏呼吸。是一种呼吸由浅慢逐渐变为深快，然后再由深快转为浅慢，再经一段呼吸暂停（5 ~ 20 s）后，又开始重复以上过程的周期性变化，其形态犹如潮水起伏。潮式呼吸的周期可长达 30 s 至 2 min。多见于中枢神经系统性疾病，如颅内压增高、脑炎、脑膜炎及巴比妥类药物中毒等。产生机制是由于呼吸中枢的兴奋性降低，只有当缺氧严重，二氧化碳积聚到一定程度，才能刺激呼吸中枢，使呼吸恢复或加强，当积聚的二氧化碳呼出后，呼吸中枢又失去有效的兴奋，呼吸又再次减弱继而暂停，从而形成了周期性变化。

（2）间断呼吸：又称毕奥呼吸。表现为有规律地呼吸几次后，突然停止呼吸，间隔一个短时间后又开始呼吸，如此反复交替。即呼吸和呼吸暂停现象交替出现。其产生机制同潮式呼吸，但比潮式呼吸更为严重，预后更为不良，常在临终前发生。

4. 声音异常

（1）蝉鸣样呼吸：表现为吸气时产生一种极高的似蝉鸣样音响，产生机制是由于声带附近阻塞，使空气吸入困难。常见于喉头水肿、喉头异物等。

（2）鼾声呼吸：表现为呼气时发出一种粗大的鼾声，由于气管或支气管内有较多的分泌物积蓄所致。多见于昏迷患者。

5. 形态异常

（1）胸式呼吸减弱，腹式呼吸增强：正常女性以胸式呼吸为主。由于肺、胸膜或胸壁的疾病，如肺炎、胸膜炎、肋骨骨折、肋骨神经痛等产生剧烈的疼痛，均可使胸式呼吸减弱，腹式呼吸增强。

（2）腹式呼吸减弱，胸式呼吸增强：正常男性及儿童以腹式呼吸为主。如由于腹膜炎、大量腹水、肝脾极度肿大、腹腔内巨大肿瘤等，使膈肌下降受限，造成腹式呼吸减弱，胸式呼吸增强。

6. 呼吸困难

呼吸困难是一个常见的症状及体征，患者主观上感到空气不足，客观上表现为呼吸费力，可出现发绀、鼻翼扇动、端坐呼吸，辅助呼吸肌参与呼吸活动，造成呼吸频率、深度、节律的异常。临床上可分为以下三种：

（1）吸气性呼吸困难：其特点是吸气困难，吸气时间延长，有明显的“三凹征”（吸气时胸骨上窝、锁骨上窝、肋间隙出现凹陷）。是由上呼吸道部分梗阻，气流不能顺利进入肺中，吸气时呼吸肌收缩，肺内负压极度增高所致。常见于气管阻塞、气管异物、喉头水肿等。

（2）呼气性呼吸困难：其特点是呼气费力，呼气时间延长。是由下呼吸道部分梗阻，气流呼出不畅所致。常见于支气管哮喘、阻塞性肺气肿。

（3）混合性呼吸困难：其特点是吸气、呼气均感费力，呼吸频率增加。是由广泛性肺部病变，使呼吸面积减少，影响换气功能所致。常见于大面积肺不张、重症肺炎、广泛性肺纤维化、大量胸腔积液等。

正常呼吸和异常呼吸的形态及特点如表 2– 5 所示。

表 2-5 正常呼吸和异常呼吸的形态及特点

呼吸名称	呼吸形态	特点
正常呼吸	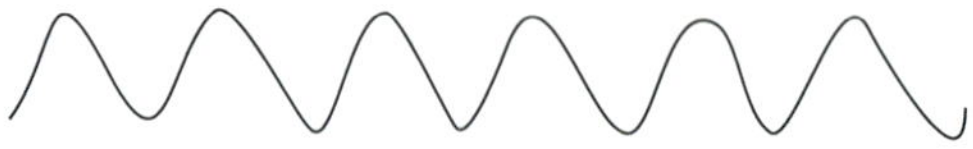	规则、平稳
呼吸过度	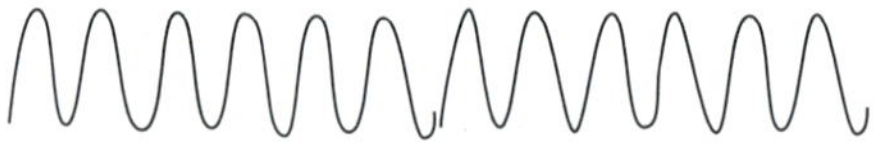	规则、快速
呼吸过缓	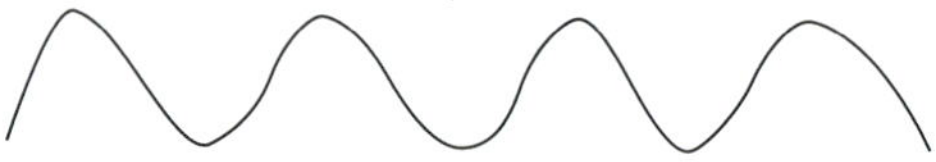	规则、缓慢
深度呼吸	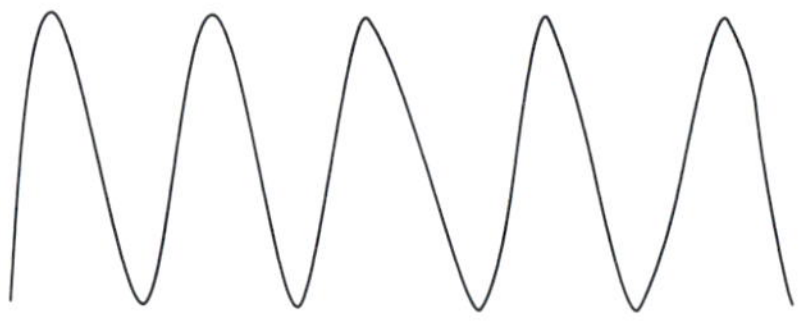	深大而规则
潮式呼吸	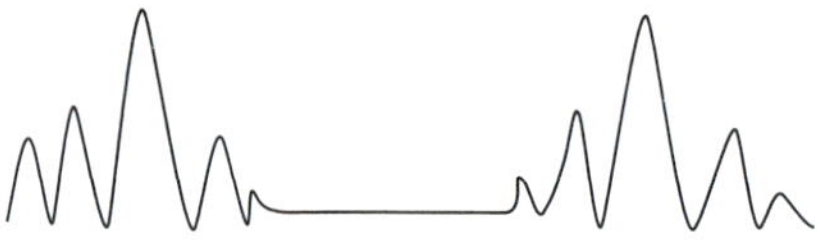	潮水般起伏
间断呼吸	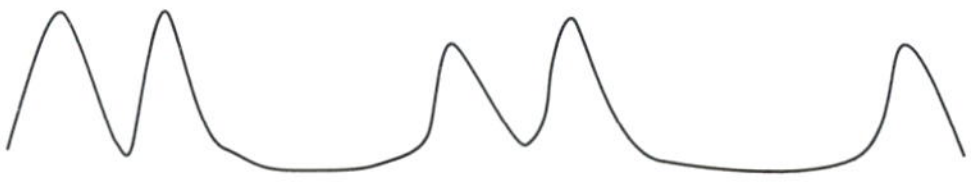	呼吸和呼吸暂停交替出现

四、异常呼吸的护理

（1）提供舒适环境：保持环境整洁、安静、舒适，室内空气流通、清新，温度、湿度适宜，有利于患者放松和休息。

（2）加强观察：观察呼吸的频率、深度、节律、声音、形态有无异常；有无咳嗽、咳痰、咯血、呼吸困难及胸痛表现。观察药物的治疗效果和不良反应。

（3）提供营养和水分：选择营养丰富、易于咀嚼和吞咽的食物，注意水分的供给，避免过饱及产气食物，以免膈肌上升影响呼吸。

（4）吸氧：必要时给予氧气吸入。

（5）心理护理：稳定患者情绪，保持良好心态。

（6）健康教育：戒烟限酒，减少对呼吸道黏膜的刺激；培养良好的生活方式；教会患者呼吸训练的方法。

同步练习

请扫描下方二维码获取本任务练习题。

任务评价

自我检测单

<table>
<tr><td colspan="3">姓名：　　　　专业：　　　　班级：　　　　学号：</td></tr>
<tr><td>任务分析</td><td colspan="2">正常呼吸：</td></tr>
<tr><td rowspan="3">任务实施</td><td>操作前：评估与准备</td><td></td></tr>
<tr><td>操作中：呼吸的测量方法</td><td></td></tr>
<tr><td>操作后：评价</td><td></td></tr>
</table>

任务四 血压的测量方法、正常范围及临床意义

任务情境

王某，男性，76 岁，脑栓塞，右侧偏瘫，入院时测得血压（BP）为 150 / 95 mmHg。自述：在家经常自行测血压，测得的值时有波动，长期紧张、焦虑，担心预后。

任务：如何正确测量血压？测量血压时应注意什么？

任务描述

血压是指血管内流动的液体对血管壁的侧压力。在不同血管内，血压被分别称为动脉血压、毛细血管压和静脉血压，而一般所说的血压是指动脉血压，通常指上臂测得的肱动脉血压。

在一个心动周期中，动脉血压随着心室的收缩和舒张而发生规律性的变化。在心室收缩期，动脉血压上升达到的最高值称为收缩压。在心室舒张末期，动脉血压下降的最低值称为舒张压。收缩压与舒张压之差称为脉搏压，简称脉压。在一个心动周期中，动脉血压的平均值称为平均动脉压，约等于舒张压加 1 / 3 脉压。

一、血压计的种类

血压计的种类主要有水银血压计（见图 2–8）、立式血压计（见图 2–9）、无液血压计（见图 2–10）、电子血压计（见图 2–11）4 种。

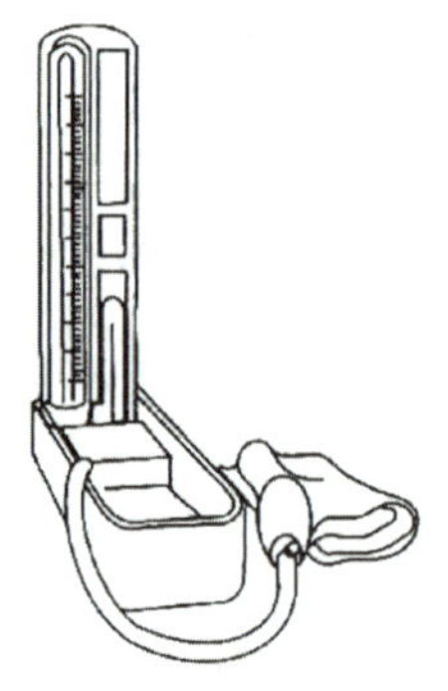

图 2–8 水银血压计

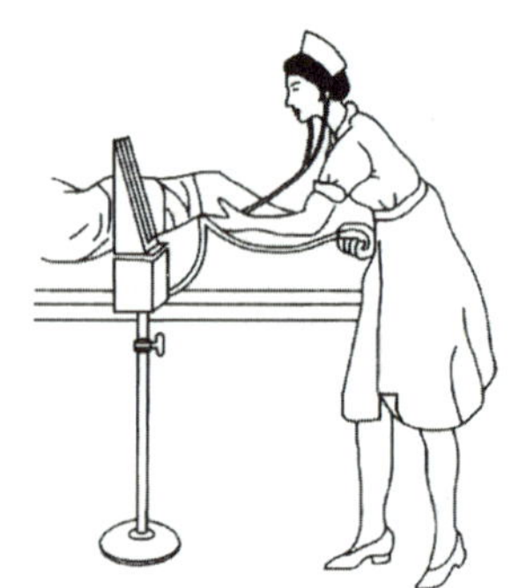

图 2–9 立式血压计

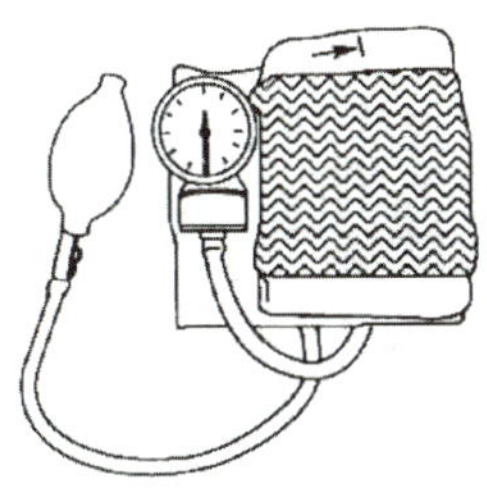
图 2-10 无液血压计

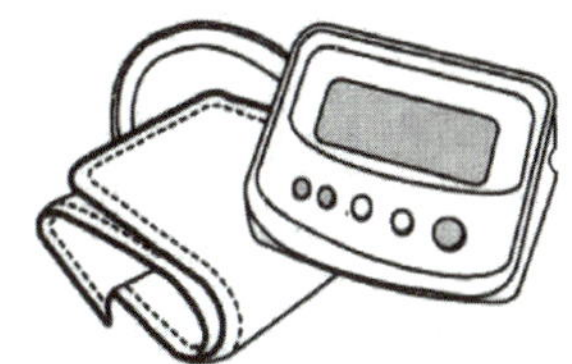
图 2-11 电子血压计

1. 血压计的构造

血压计由加压气球、压力活门和袖带 3 部分组成。

2. 血压计的工作原理

（1）收缩压的判断。血压计的工作原理是向缠缚于测量部位的袖带加压，使动脉完全闭塞，然后缓缓放气，当袖带内的压力与心脏收缩压相等时，血液将通过缠缚袖带的部位，便能听到血液流过的声响，此时对应的血压值称之为收缩压。

（2）舒张压的判断。测量得出收缩压后，继续放气，当袖带内压力低于心脏收缩压但高于心脏舒张压这一段时间内，心脏每收缩一次，均可听到一次声音；当袖带压力降低到等于或稍低于舒张压时，血流恢复通畅，伴随心跳所发出的声音便突然变弱或消失，此时血压计所指的数值即为舒张压。

二、血压的测量方法

血压测量可分为直接测量法和间接测量法两种。间接测量法是目前广泛应用的方法，是应用血压计间接测量血压，它是根据血液通过狭窄的血管形成涡流时发出响声而设计的，此方法简单易行，无创伤，适用于任何患者。

（一）目的

（1）判断血压有无异常。

（2）动态监测血压变化，间接了解循环系统的功能状况，了解疾病的情况。

（3）协助诊断，为预防、治疗、康复、护理提供依据。

（二）操作程序

1. 评估

（1）患者的年龄、病情、治疗情况、既往血压状况、服药情况、心理状态及合作程度。

（2）患者在 30 min 内有无影响测量血压准确性的因素。

2. 测量前准备

（1）患者准备。体位舒适，情绪稳定；了解血压测量的目的、方法、注意事项及配合要点。

（2）人员准备。衣帽整洁，修剪指甲，洗手，戴口罩。

（3）环境准备。整洁，安全，安静。

（4）物品准备。备血压计、听诊器、记录本（体温单）、笔。

任务实施

具体实施过程如表 2-6 所示。

表 2-6　血压测量的步骤、程序和注意事项

<table>
<tr><th colspan="2">操作步骤</th><th>操作程序</th><th>注意事项</th></tr>
<tr><td colspan="2">1. 核对解释</td><td>携用物至患者床旁，核对患者床号、姓名、腕带</td><td>确认患者，取得合作</td></tr>
<tr><td rowspan="2">2. 测量血压</td><td>上肢血压测量法（肱动脉）</td><td>（1）体位。
患者取坐位或仰卧位。坐位时肱动脉平第四肋；仰卧位时平腋中线，手臂位置（肱动脉）与心脏呈同一水平。
（2）选择肢体。
卷袖，露臂，手掌向上，肘部伸直。</td><td>若肱动脉高于心脏水平，测得血压值偏低；肱动脉低于心脏水平，测得血压值偏高。</td></tr>
<tr><td>上肢血压测量法（肱动脉）</td><td>（3）开血压计。
垂直放妥血压计，开启水银槽开关。
（4）缠袖带。
驱尽袖带内空气，平整置于上臂中部，下缘距肘窝 2 cm ~ 3 cm（约肘窝横纹上 2 横指），松紧以能插入一指为宜。
（5）置听诊器。
将听诊器胸件置肱动脉搏动最明显处，一手固定，另一手握加压气球，关气门。
（6）输气加压。
充气至肱动脉搏动消失再升高 20 ~ 30 mmHg。
（7）放气。
缓慢放气，速度以水银柱下降 4 mmHg/s 为宜，注意水银柱刻度和肱动脉声音的变化。
（8）判断。
听诊器出现第一声搏动音，此时水银柱所指的刻度，即为收缩压；当搏动音突然变弱或消失时，水银柱所指的刻度即为舒张压</td><td>血压计零点应与肱动脉、心脏位于同一水平。
袖带过松过紧，可影响测得的血压值。

不可将胸件塞于袖带内；听诊器胸件的膜部要与皮肤紧贴。
充气不可过快过猛。

放气太慢，使静脉充血，舒张压值偏高；放气太快，未注意到听诊间隔。
眼睛视线保持与水银柱平面同一水平</td></tr>
</table>

（续上表）

操作步骤		操作程序	注意事项
2. 测量血压	下肢血压测量法（腘动脉）	（1）体位。 仰卧、俯卧、侧卧。 （2）选择肢体。 脱去一侧裤腿，露出大腿部。 （3）开血压计。 垂直放妥血压计，开启水银槽开关。 （4）缠袖带。 袖带缠于大腿下部，其下缘距腘窝 3 cm ~ 5 cm。 （5）置听诊器。 听诊器置腘动脉搏动最明显处，松紧以能塞入一指为宜。 （6）其余操作同肱动脉	
3. 驱气整理		测量结束，驱尽袖带内余气，整理袖带放入盒内，将血压计右倾 45°，使水银全部流回槽内，关闭水银槽开关，盖上盒盖，平稳放置	避免玻璃管破裂，水银溢出
4. 安置患者		必要时协助穿衣、穿裤，取舒适体位	
5. 准确记录		将所测血压值按收缩压 / 舒张压 mmHg 记录在记录本上	当变音与消失音之间有差异时，两读数都应记录，方式是收缩压 / 变音 / 消失音
6. 洗手，记录		洗手，将血压值记录在体温单上或输入移动护理信息的终端设备	下肢血压记录时应注明

（三）注意事项

（1）定期检测、校对血压计。

（2）对需持续观察血压者，应做到“四定”，即定时间、定部位、定体位、定血压计，有助于测定的准确性和对照的可比性。

（3）发现血压听不清或异常，应重测。重测时，待水银柱降至“0”点，稍等片刻后再测量。一般连续测量 2 次，取其最低值。

（4）若测量前患者有剧烈活动、情绪激动、吸烟、进食等情况，安静休息 15 ~ 30 min 后再测，若患者膀胱充盈，待排空膀胱后再测。

（5）偏瘫肢体有损伤的患者，测血压时应选择监测肢体；避免选择静脉输液一侧肢体，避免影响液体输入。

（6）注意测压装置（血压计、听诊器）、测量者、受检者、测量环境等因素引起血压测量的误差，以保证测量血压的准确性。

①设备原因。袖带过宽，大段血流受阻，测得血压值偏低；袖带过窄，需要加大力量才能阻断动脉血流，测得血压值偏高。

②患者体位。肱动脉位置高于心脏水平，会使测得的血压偏低；反之则偏高。

③袖带松紧。袖带缠得过紧，未充气前血管已受压，会使测得的血压值偏低；袖带缠得过松，呈气球状有效面积变窄，测得的血压值偏高。

④视线水平。测量者视线高于水银柱弯月面时，测得的血压值偏低；反之偏高。

⑤放气速度。放气速度太慢，静脉充血时间长，使测得的舒张压偏高；放气速度太快，不易看清数字，读数不准。

三、血压的正常范围

1. 正常血压

以肱动脉为标准。正常成人安静状态下的血压范围收缩压为 90 ~ 139 mmHg，舒张压为 60 ~ 89 mmHg，脉压为 30 ~ 40 mmHg。

2. 生理变化

正常人的血压保持相对稳定，可以在一定范围内波动；在不同的生理情况下，很多因素都会影响血压的变化，其中多以收缩压改变为主。常见影响血压的因素如下：

（1）年龄：随年龄的增长，血压会随之增长。收缩压和舒张压均有逐渐增高的趋势，但收缩压的升高比舒张压的升高更为显著。

（2）性别：女性在更年期前，血压低于男性；更年期后，与男性血压差别不大。

（3）昼夜和睡眠：血压呈明显的昼夜波动，表现为夜间血压最低，清晨起床活动后血压迅速升高。大多数人一天内血压的波动表现为“双峰双谷”，即凌晨 2 ~ 3 时最低，上午 6 ~ 10 时及下午 4 ~ 8 时各有一个高峰，晚上 8 时后血压呈缓慢下降趋势。老年人动脉血压的日高夜低现象更为显著，有明显的低谷与高峰。睡眠不佳血压也略有升高。

（4）环境：高温环境，由于皮肤血管扩张，血压可略下降；寒冷环境，由于末梢血管收缩，血压略有升高。

（5）体型：通常高大、肥胖者血压较高。

（6）体位：通常情况下，立位血压高于坐位血压，坐位血压高于卧位血压，这与重力引起的代偿机制有关。对于长期卧床或使用某些降压药物的患者，若突然由卧位改为立位时，可出现头晕、心慌、站立不稳甚至晕厥等体位性低血压的表现。

（7）身体不同部位：一般右上肢血压高于左上肢，其原因是右侧肱动脉来自主动脉弓的第一大分支无名动脉，而左侧肱动脉来自主动脉的第三大分支左锁骨下动脉，右侧血压比左侧高 10 ~ 20 mmHg。下肢血压高于上肢 20 ~ 40 mmHg，其原因与股动脉的管径较肱动脉粗、血流量大有关。

（8）其他：剧烈运动，情绪激动、紧张、恐惧、兴奋等都有可能使血压升高。饮酒、摄盐过多、药物对血压也有影响。

四、异常血压的临床意义

（一）异常血压的评估

1. 高血压

高血压是指在未使用降压药物的情况下，成年人收缩压≥ 140 mmHg 或舒张压≥ 90 mmHg。根据引起高血压的原因不同，将高血压分为原发性高血压与继发性高血压两大类。在高血压患者中，95% 的患者引起高血压的病因不明确，称为原发性高血压；约 5% 的患者血压升高是某种疾病的一种临床表现，称为继发性高血压。由于高血压患病率高，且常引起心、脑、肾等重要脏器的损害，是医学界防治的重点疾病之一。中国高血压分级标准（2022 版）如表 2–7 所示。

表 2–7　中国高血压分类标准（2022 版）

分级	收缩压 / mmHg	分级条件	舒张压 / mmHg
1 级高血压（轻度）	130 ~ 139	和（或）	80 ~ 89
2 级高血压（重度）	≥ 140	和（或）	≥ 90

注：若收缩压、舒张压分属不同等级，则以较高的分级为准。

2. 低血压

低血压是指血压低于 90 / 60 mmHg。常见于急性心力衰竭，大量失血、休克等。

3. 脉压异常

（1）脉压增大：常见于主动脉瓣关闭不全、主动脉硬化、动静脉瘘、甲状腺功能亢进等。

（2）脉压减小：常见于缩窄性心包炎、心包积液、末梢循环衰竭。

（二）异常血压患者的护理

1. 病情观察

观察患者的生命体征，尤其是血压变化，指导患者按时服药，并观察药物治疗效果和不良反应。

2. 饮食指导

高血压患者宜进食低盐低脂、低胆固醇、高维生素、高纤维素饮食，避免辛辣刺激性食物。减少钠盐摄入，逐步降至世界卫生组织（WHO）推荐的每人每日 6 g 食盐的要求。

3. 生活规律

良好的生活习惯是保持健康和维持正常血压的重要条件。如保证足够的睡眠，养成定时排便的习惯，避免冷热环境刺激等。

4. 适当运动

积极参加力所能及的体力劳动和适当的体育运动，以改善血液循环，增强心血管功能。如步行、快走、慢跑、游泳、太极拳等，应注意量力而行，循序渐进。

5. 控制情绪

精神紧张、情绪激动、烦躁、焦虑、忧愁等，都是诱发高血压的精神因素。因此，高血压患者应保持心情舒畅，注意控制情绪。

6. 健康教育

指导患者学会自我监测血压，按时服药，学会观察药物的不良反应；保持情绪稳定，戒烟戒酒，饮食清淡，保持大便通畅，注意保暖，避免冷热刺激，养成规律良好的生活习惯。肥胖者要控制体重，适当运动。

知识拓展

高血压日

高血压是危害人类健康的最主要的慢性病。

高血压是脑卒中和冠心病发病的主要因素，被称为影响人类健康的“无形杀手”。

20世纪70年代以来，人们非常重视在全球范围内对高血压的防治工作，世界高血压联盟由各个国家的高血压联盟小组组成。世界高血压联盟的主要任务就是教育与宣传，教育全民要养成科学合理的生活方式，预防高血压的发生，宣传治疗高血压的重要性等。

每年的5月第二个周末定为世界高血压日。我们国家在1989年5月12号也正式成为世界高血压联盟的盟员。

同步练习

请扫描右方二维码获取本任务练习题。

任务评价

自我检测单

<table>
<tr><td colspan="3">姓名：　　　　　　专业：　　　　　　班级：　　　　　　学号：</td></tr>
<tr><td rowspan="3">任务分析</td><td colspan="2">正常血压及其影响因素：</td></tr>
<tr><td colspan="2">高血压的分类标准：</td></tr>
<tr><td colspan="2">异常血压的护理：</td></tr>
<tr><td rowspan="3">任务实施</td><td>操作前：评估与准备</td><td></td></tr>
<tr><td>操作中：测量血压</td><td></td></tr>
<tr><td>操作后：评价</td><td></td></tr>
</table>

任务五 意识的判断及临床意义

任务情境

李某，男，45 岁，处于“熟睡状态”已两小时，不易被唤醒，后经摇动身体后唤醒，提问他时答话含糊。

任务：判断患者的意识状态为哪种？

任务描述

意识状态是大脑功能活动的综合表现，是对环境的知觉状态。正常人应表现为意识清晰，反应敏捷、准确，语言流畅、准确，思维合理，情感活动正常，对时间、地点、人物的判断力和定向力正常。

意识障碍是指个体对外界环境刺激缺乏正常反应的一种精神状态。任何原因引起大脑高级神经中枢功能损害时，都可出现意识障碍。表现为对自身及外界环境的认识及记忆、思维、定向力、知觉、情感等精神活动的不同程度的异常改变。

一、意识的判断

意识障碍一般可分为嗜睡、意识模糊、昏睡、昏迷。

1. 嗜睡

嗜睡是最轻的意识障碍。患者处于持续睡眠状态，但能被言语或轻度刺激唤醒，醒后能正确、简单而缓慢地回答问题，但反应迟钝，刺激去除后又很快入睡。

2. 意识模糊

其程度较嗜睡深，表现为思维和语言不连贯，对时间、地点、人物的定向力完全或部分发生障碍，可有错觉、幻觉、躁动不安、谵语或精神错乱等情况出现。

3. 昏睡

患者处于熟睡状态，不易唤醒。压迫眶上神经、摇动身体等强刺激可被唤醒，醒后答话含糊或答非所问，停止刺激后即又进入熟睡状态。

4. 昏迷

昏迷是最严重的意识障碍，表现为意识持续的中断或完全丧失，按其程度可分为：

（1）轻度昏迷：意识大部分丧失，无自主运动，对声、光刺激无反应，对疼痛刺激（如压迫眶上缘）可有痛苦表情及躲避反应。瞳孔对光反射、角膜反射、眼球运动、吞咽反射、咳嗽反射等可存在。

（2）中度昏迷：对周围事物及各种刺激均无反应，对于剧烈刺激可出现防御反射。角膜反射减弱，瞳孔对光反射迟钝，眼球无转动。

（3）深度昏迷：全身肌肉松弛，对各种刺激均无反应、深、浅反射均消失，大小便失禁。

二、意识障碍的临床意义

意识状态的观察，可根据患者的语言反应了解其思维、反应、情感活动、定向力等，必要时可通过一些神经反射，如观察瞳孔对光反应、角膜反射、对强刺激（如疼痛）的反应、肢体活动等来判断其有无意识障碍，以及意识障碍程度。临床上还可以使用量表进行评估，常用的如格拉斯哥昏迷评分量表（Glasgow coma scale，GCS），对患者的意识障碍及其严重程度进行观察与测定。GCS 包括睁眼反应、语言反应、运动反应 3 个子项目，使用时分别测量 3 个子项目并计分，然后再将各个项目的分值相加求其总和，即可得到患者意识障碍程度的客观评分（如表 2-8 所示）。总分范围为 3～15 分，15 分表示意识清醒。按意识障碍的差异分为轻、中、重三度，轻度 13～14 分，中度 9～12 分，重度 3～8 分。在对意识障碍患者进行观察时，同时还应对伴随症状与生命体征、营养、大小便、水电解质、活动和睡眠、血气分析值的变化进行观察。

表 2-8 GCS 昏迷量表

子项目	条目状态	分值
睁眼反应	自发性的睁眼反应	4
	声音刺激有睁眼反应	3
	疼痛刺激有睁眼反应	2
	任何刺激均无睁眼反应	1
语言反应	对人物、时间、地点等定向问题清楚	5
	对话混淆不清，不能准确回答有关人物、时间、地点等定向问题	4
	言语不流利，但字意可辨	3
	言语模糊不清，字意难辨	2
	任何刺激均无语言反应	1
运动反应	可按指令动作	6
	能确定疼痛部位	5
	对疼痛刺激有肢体退缩反应	4
	疼痛刺激时肢体过屈（去皮质强直）	3
	疼痛刺激时肢体过伸（去大脑强直）	2
	疼痛刺激时无反应	1

同步练习

请扫描下方二维码获取本任务练习题。

任务评价

自我检测单

姓名：	专业： 班级： 学号：
任务分析	正常的意识状态：
	意识障碍的分类及临床表现：

思考实践

1．测量体温时应注意什么？
2．测量血压时，影响血压准确性的因素有哪些？
3．测量脉搏时应注意什么？
4．测量呼吸时应注意什么？

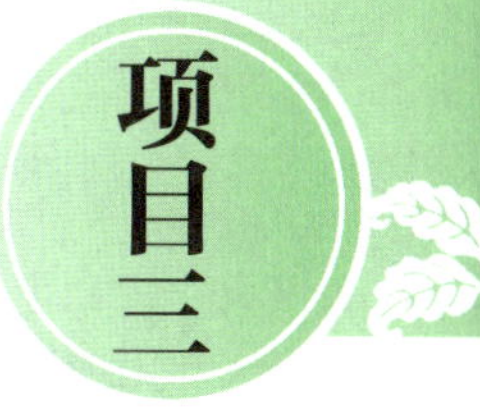

项目三 心脏呼吸骤停的急救

项目概述

随着社会的发展，人类生活水平的提高，工作节奏加快，社会压力增大，许多年轻人“加班”“熬夜”“过度劳累”成为常态，加上老龄化的趋势，突发心脑血管疾病和意外伤害已成为人类死亡的主要原因之一。全球每年有超 100 万人发生心脏骤停，心脏骤停已经成为仅次于肿瘤、心血管疾病的第三大致死性病因。

人类猝死 87.7% 发生在医院外，没有医务人员的参与抢救。猝死人员中有 35%～40% 在现场如能得到及时正确的心肺复苏术，可以挽救患者的生命。

本项目重点学习心脏骤停的常见病因、临床表现、判断，体外除颤仪的使用，心脏骤停的急救处理方法，共 6 学时，其中理论 2 学时，实训 4 学时。

学习目标

1. 知识目标

（1）熟知心脏呼吸骤停者的临床表现。

（2）叙述心脏呼吸骤停的急救程序。

（3）说出心脏呼吸骤停的常见病因。

2. 能力目标

（1）能正确识别心脏呼吸骤停。

（2）能对心脏呼吸骤停者正确有效地实施心肺复苏术。

（3）能正确操作自动体外除颤仪。

3. 素养目标

（1）具有“时间就是生命”的急救意识和应变能力。

（2）具有冷静、果断地发现问题和解决问题的能力。

（3）具有慎独修养和爱伤观念。

在线预习

扫描下方二维码可阅读了解本项目思维导图。

任务一　心脏呼吸骤停的急救

心肺复苏黄金四分钟

任务情境

某小区的张老，男，62 岁，某日晚餐后在小区散步，突感心前区剧烈疼痛、大汗，精神极度紧张，随即昏倒在地，出现神志不清、面色灰白的情况，触摸颈动脉无搏动。

任务：请问张老发生了什么？可能的原因有哪些？如果你在现场该如何正确处理？

任务描述

心脏骤停是指患者的心脏在正常或无重大病变的情况下，受到严重致病因素作用而突然停搏，有效泵血功能消失，引起全身缺血、缺氧，尤其是脑组织遭受严重损害。

心脏骤停后，心脏泵血功能丧失，循环停止，血氧浓度显著降低，全身组织器官缺血缺氧。但体内各脏器对缺血缺氧的耐受力有差异。正常体温时，中枢神经系统对缺血、缺氧的耐受力最差，因此，在缺血、缺氧时最先受到损害的是脑组织。一般心搏骤停 3 ~ 5 s，患者即可出现头晕、黑蒙；停搏 10 s 左右可引起晕厥，随即意识丧失，或发生阿－斯综合征，伴全身性抽搐；由于尿道括约肌和肛门括约肌松弛，可同时出现大小便失禁；心搏骤停发生 30 ~ 40 s 时，可出现瞳孔散大；停搏 60 s 可出现自主呼吸停止；停搏 3 min 脑细胞会发生水肿；停搏 4 ~ 6 min，脑组织即可发生不可逆的损害；数分钟后即可从临床死亡过渡到生物学死亡。

思政元素

坚持人民至上

党的二十大报告指出："必须坚持人民至上。"心脏骤停发生 4 分钟后，脑细胞就会出现不可逆转的损害，发生 10 分钟以上，即使患者抢救过来，也极可能出现脑死亡。因此在"黄金 4 分钟"内为患者采取规范的心肺复苏是挽救患者生命的关键。通过心肺复苏和气管内插管术技能的不断演示，培养学生吃苦耐劳、精益求精、锲而不舍职业精神。

一、心脏骤停的常见原因

心脏骤停的原因分为心源性和非心源性两类。

1. 心源性心脏骤停

冠状动脉粥样硬化性心脏病（简称冠心病）是心搏骤停的主要原因，占心搏骤停的 80%，其他还有如急性病毒性心肌炎、原发性心肌病、先天性心脏病、风湿性心脏病、危险性心律失常、主动脉瘤破裂、夹层动脉瘤等也常导致心搏骤停。

2. 非心源性心脏骤停

各种原因如颅内病变致颅内压增高，呼吸道异物、水肿导致气管阻塞所致呼吸停止，严重的电解质与酸碱平衡失调，严重创伤，药物中毒或过敏反应，电击、雷击和溺水等意外事件，麻醉、手术意外，诊断性操作如血管造影、心导管检查，等等，均有可能造成心搏骤停。

不论何种原因，最终都直接或间接影响心脏电活动和生理功能，或引起心肌收缩力减弱，心排血量降低，或引起冠状动脉灌注不足，或导致心律失常，成为导致心搏骤停的病理生理学基础。

二、心脏骤停的临床表现和判断

1. 心脏骤停的临床表现

心搏骤停后，有效血液循环停止，心脑等重要器官血流量急剧减少，出现明显的神经系统和循环系统症状。具体可表现为：①意识突然丧失或伴有短阵抽搐；②大动脉（颈动脉或股动脉）搏动消失，血压测不出，听诊心音消失；③无效呼吸如呈叹息样呼吸或自主呼吸停止；④面色苍白或发绀；⑤双侧瞳孔散大。

2. 心脏骤停的判断

心搏骤停时，最可靠的临床征象有：①意识突然丧失，呼之不应；②心跳及大动脉（颈动脉或股动脉）搏动消失，检查大动脉搏动时通常成人检查颈动脉，最常见的是在气管旁开 1 cm ~ 2 cm 处触摸颈动脉搏动判断是否有心跳；③呼吸停止，观察胸廓有无起伏；④瞳孔散大，对光反射消失，可用手电筒观察患者的瞳孔对光反射。其中意识丧失与大动脉搏动消失是判断心脏骤停的两个主要征象，一旦出现即可判断心脏骤停，应立即进行抢救。

三、心脏骤停的急救

心肺复苏（CPR）是针对心脏、呼吸骤停患者所采取的急救措施，其方法包括胸外心脏按压、人工呼吸、快速电除颤等，胸外心脏按压或其他方法形成暂时的人工循环并最终恢复心脏自主搏动，人工呼吸代替自主呼吸并最终恢复自主呼吸，目的是尽快使患者恢复有效循环及通气，维持心脑等重要脏器的灌注，达到挽救患者生命的目的。

成功挽救心脏骤停患者的生命，需要多个环节紧紧相扣。1992 年 10 月，美国心脏协会正式提出“生存链”的概念。2020 年美国心脏协会心血管急救成人院外心脏骤停（OHCA）生存链包括：①识别并启动急救反应系统；②即时高质量心肺复苏；③快速除颤；④基础及高级急救医疗服务；⑤高级生命维持和骤停后护理；⑥功能康复治疗（见图 3–1）。成人院内心脏骤停生存链包括：①监测和预防；②识别和启动应急反应系统；③即时高质量心肺复苏；④快速除颤；⑤高级生命维持和骤停后护理。但不论心脏骤停在何处发生，均应立即进行心肺复苏，尽快恢复自主循环，为进一步治疗赢得抢救时间。

OHCA
启动应急反应系统
高质量CPR
除颤
高级心肺复苏
心脏骤停恢复自主循环后治疗
康复

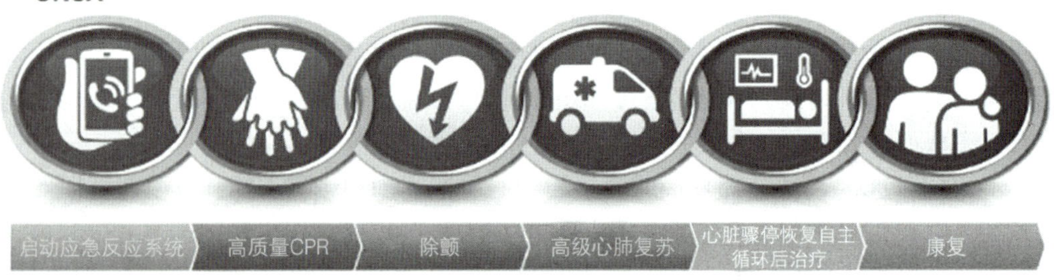

图 3–1　院外心脏骤停生存链

心肺复苏包括 3 个阶段：基础生命支持（BLS）、高级心血管生命支持（ACLS）和心脏骤停后的综合治疗。下面主要介绍基础生命支持，也即现场心肺复苏。

（一）现场心肺复苏

基础生命支持（BLS）又称现场心肺复苏或初期复苏处理，是指专业或非专业人员采用徒手和辅助设备来维持心脏骤停患者的循环和呼吸的最基本抢救方法和手段，其主要环节包括：①迅速、准确判断心跳、呼吸的停止；②立即实施现场心肺复苏术，从体外支持患者的循环和呼吸功能。关键步骤包括：立即识别心搏骤停和启动急救反应系统、早期心肺复苏、快速除颤终止心室颤动。

1. 现场心肺复苏的基本程序

心肺复苏的基本程序是 C（循环）—A（气道）—B（呼吸），分别是指胸外按压、开放气道、人工呼吸。在进行现场心肺复苏的胸外按压之前，须启动急救反应系统。

（1）快速判断。

首先评估环境是否安全，做好自我防护，在确保自身安全的情况下，快速识别和判断心脏骤停。

①判断环境：通过眼睛看、耳朵听、鼻子闻，在综合分析的基础上判断周围环境是否安全。根据现场条件尽可能做好自身防护。

②判断患者：对成人及儿童的意识判断，可通过“轻拍重喊”来判断。采取轻拍患者双肩，靠近耳边大声呼叫，观察患者有无反应判断意识；婴儿通过拍击足底判断反应，时间不超过 10 s。

③启动急救反应系统：若患者无反应需立即启动急救反应系统，向他人快速求救并获取体外自动除颤仪（AED），并同时拨打 120 急救电话，启动急救医疗服务系统（EMSS）。

④置患者于复苏体位，即仰卧于硬质平面上，头、颈、躯干保持在同一轴面上，将双上肢放置在身体两侧，解开衣服，暴露胸壁。急救人员位于患者的一侧，靠近胸部部位，开始给患者胸外按压。

⑤判断颈动脉搏动和呼吸：成人检查颈动脉的方法有 2 种。a. 并拢右手的食指和中指，从患者的气管正中部位向旁滑移 2 cm ~ 3 cm，在胸锁乳突肌内侧轻触颈动脉搏动。b. 脖子转向左侧，右侧脖子会出现一根明显的血管，这就是颈动脉。儿童可检查股动脉，婴儿可检查肱动脉或股动脉。在触摸大动脉搏动的同时通过观察口唇、鼻翼和胸腹部起伏等情况判断有无呼吸或是否为无效呼吸，时间控制在 5 ~ 10 s 内完成。评估后如果不能触及大动脉搏动，呼吸停止或无效呼吸，则立即实施 CPR。非专业急救人员，可以不检查脉搏，只要无意识和无自主呼吸或无效呼吸就可以按心脏骤停处理。

（2）胸外按压（C）。

胸外按压是指用人工的方法挤压心脏产生血液流动，目的是为心脏、脑和其他重要器官提供血液灌注。心脏按压是间接或直接施压于心脏，使心脏维持充盈和搏出功能，并能诱发心脏自律搏动的措施。

胸外心脏按压是对胸骨下段有节律地按压，产生血流能为大脑和心肌输送少量但却至关重要的氧气和营养物质。正确的心脏按压，即能建立暂时的人工循环，使动脉压达到 80 ~ 100 mmHg，可以防止脑细胞的不可逆损害。高质量的胸外心脏按压是复苏成功的关键。

①按压部位的确定：成人和儿童的按压部位在胸部正中，胸骨的下半部，两乳头连线中点的胸骨处（见图 3–2a）或剑突上二横指宽距离（见图 3–2b）；婴儿按压部位在两乳头连线中点下一横指处。

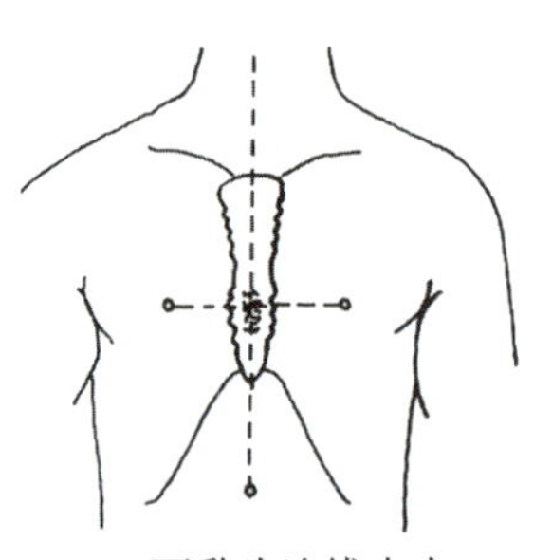
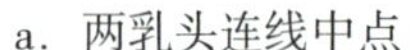
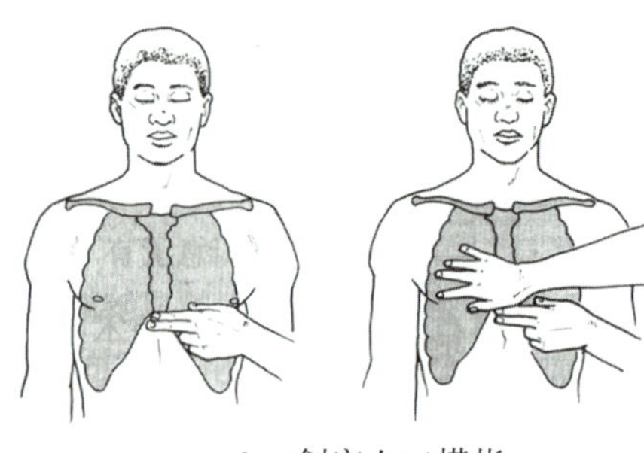

a. 两乳头连线中点　　b. 剑突上二横指

图 3-2　胸外心脏按压部位

儿童、婴幼儿心肺复苏

②胸外按压方法：操作者一只手的掌根部紧贴患者两乳头连线中点胸骨处，另一只手掌根叠放其上，两手手指交叉相扣，手指尽量向上，避免触及胸壁和肋骨，按压者身体稍前倾，双肩在患者胸骨正上方，肩、肘、腕关节呈一条直线，按压时以髋关节为支点，应用上半身的力量垂直向下用力快速按压（见图 3-3）。儿童可用单手或双手按压，婴儿用两根手指进行按压。

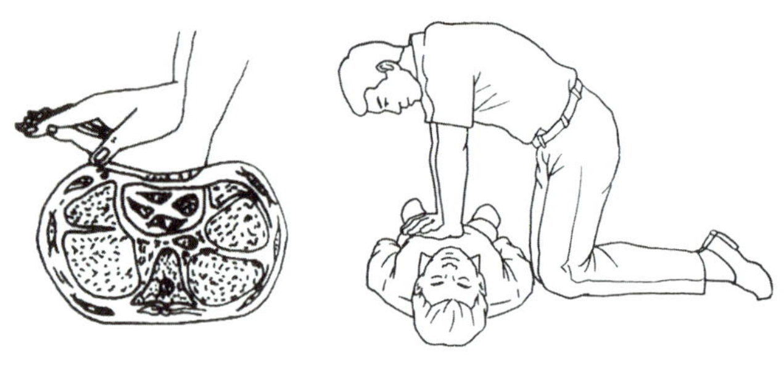

图 3-3　胸外按压的手法和姿势

③按压的频率和深度：成人按压频率为每分钟 100 ~ 120 次，胸骨下陷 5 cm ~ 6 cm，儿童及婴儿患者按压深度至少达到胸廓前后径的 1/3，儿童大约为 5 cm，婴儿大约 4 cm，按压频率和成人一样，为 100 ~ 120 次 /min。

④按压和放松时间：按压和放松所需时间相等，要保证每次按压后胸部回弹到正常位置，按压者不能倚靠在患者身上，但手掌根部不能离开胸壁。

⑤尽量减少胸外按压间断，或尽可能将中断控制在 10 s 以内。

⑥按压 / 通气比：对所有年龄段患者实施单人 CPR 以及对成人实施双人 CPR 均按照 30：2 给予按压和通气。在现场连续给予 30 次胸外按压后进入下一环节开放气道。

（3）开放气道（A）。

开放气道是复苏成功的关键，是进行人工呼吸的首要步骤。临床常用仰头抬颈法，颈椎损伤者可采取双手抬颌法开放气道。首先检查并清除口腔中分泌物、呕吐物、固体异物、义齿等。

①仰头抬颈 / 举颏法：该方法适用于没有头和颈部创伤的患者。方法是用一手的食

指和中指抬起下颏，将另一手掌置于患者前额用力向下推，两者合力使头后仰，使下颌角和耳垂的连线与地面成一定角度，成人约 90°，儿童约 60°，婴儿约 30°。注意避免用拇指抬下颌，勿用力压迫下颌部软组织，否则有可能造成气道梗阻；患者口腔义齿应取下，以防脱落阻塞气道。如图 3–4 所示。

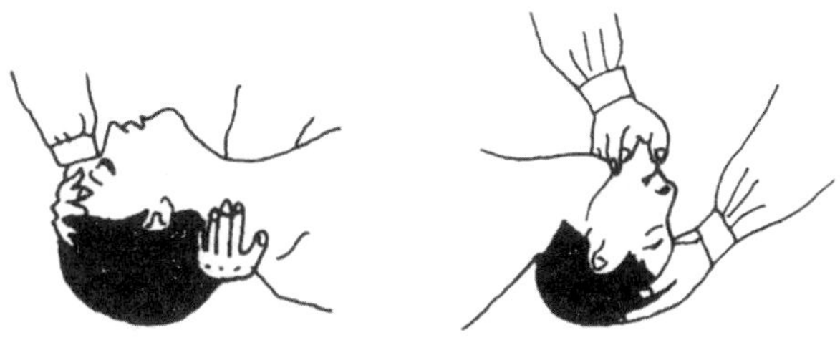

图 3–4　仰头抬颈 / 举颏法

②托颌法：此法用于疑似头、颈部创伤者，操作者站在患者头部，肘部放置在患者头部两侧，双手同时将患者两侧下颌角托起，将下颌骨前移，使其头后仰。如图 3–5 所示。

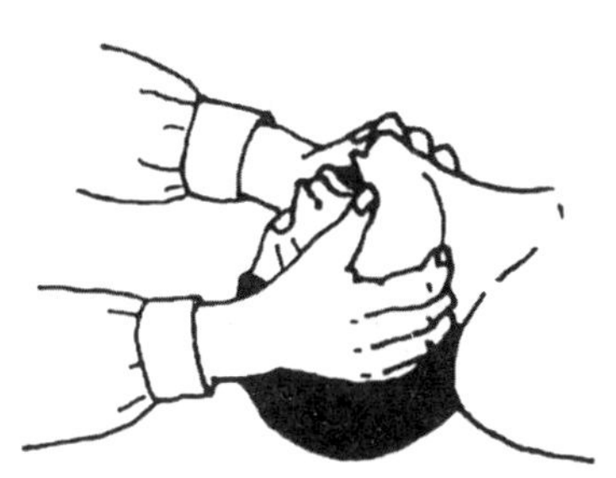

图 3–5　托颌法

（4）人工呼吸（B）。

人工呼吸是用人工方法借外力来推动肺、膈肌或胸廓的活动，使气体被动进入或排出肺脏以保证机体氧的供给和二氧化碳排出。人工呼吸最常采用口对口（鼻）人工呼吸。每次通气应维持 1 s 以上，使胸廓明显隆起，保证有足够的气体进入肺部。

①口对口人工呼吸：适合于现场急救，是一种快捷有效的通气方法，借助救护者用力吹气的力量，把气体吹入患者肺泡，使肺间歇性膨胀，以维持肺泡通气和氧合作用，减轻机体缺氧及二氧化碳潴留。方法如下：

a. 患者仰卧，头后仰，迅速松开衣领和裤带。

b. 救护者用仰头抬颏手法保持患者气道通畅，一手按住额部，同时用压前额的这只手的拇指、食指捏住患者鼻孔，防止吹气时气体从鼻孔逸出，另一手抬起下颏。

c. 施救者张开口紧贴患者口部，以封闭患者的口周围（婴幼儿可连同鼻一起包住，不能漏气）。吹气量不必过大，以患者胸廓隆起为宜。每次吹气量以 400 ~ 600 mL 为宜。

d. 吹气毕，救护者头稍抬起并侧转换气，同时松开捏鼻孔的手，让患者的胸廓及肺依靠其弹性自动回缩，排出肺内的二氧化碳。连续吹气 2 次，每次吹气时间持续 1 s 以上。

e. 按以上步骤反复进行，吹气频率：成人 14 ~ 16 次 /min，儿童 18 ~ 20 次 /min，婴幼儿 30 ~ 40 次 /min。

②口对鼻人工呼吸：当患者口周外伤或牙关紧闭、张口困难者可用口对鼻呼吸，吹气时要使患者上下唇合拢。口对鼻人工呼吸，在保持畅通气道的条件下，救护者深吸气后以口唇紧密封罩住患者鼻孔周围，用力向鼻孔内吹气，吹气时应用手将患者颏部上推，使上下唇合拢，呼气时救护者口离开鼻子，便于排出肺内的二氧化碳。

（5）早期除颤（D）。

目睹发生院外心脏骤停且现场有自动体外除颤仪（AED），施救者先开始胸外按压进行心肺复苏，并尽快在 3 ~ 5 min 内使用 AED，在等待除颤仪过程中持续进行心肺复苏。AED 是一种便携式的医疗设备，它可以诊断特定的心律失常，并且给予电击除颤，是可供非专业人员使用的用于抢救心源性猝死患者的医疗设备。

（二）心肺复苏效果的判断

1. 意识

复苏有效时，可见患者有眼球运动，睫毛反射与对光反射出现，甚至手脚开始抽动，发出呻吟等。

2. 肤色

复苏有效时，可见面色及口唇由发绀转为红润。如若变为灰白，则说明复苏无效。

3. 动脉搏动

按压有效时，每一次按压可以产生一次搏动，若停止按压，搏动亦消失，此时应继续进行心脏按压。若停止按压后，脉搏仍然存在，说明患者已恢复心跳。

4. 呼吸

患者出现较强的自主呼吸，说明复苏有效；但如果患者自主呼吸微弱，仍应坚持人工辅助呼吸。

5. 瞳孔

复苏有效时，可见瞳孔由大变小，同时出现对光反应。若瞳孔由小变大、固定，则说明复苏无效。

（三）心肺复苏的注意事项

1. 按压者的更换

多个按压者，可每 2 min 更换按压者，换人时间应在 5 s 内完成，尽量减少中断按压的时间。

2. 预防胃胀气

防止胃胀气的发生，吹气时间要长，气流速度要慢，从而降低最大吸气压。如果患者已发生胃胀气，施救者可用手轻按上腹部，以利于胃内气体的排出，如有反流或呕吐，将患者头部偏向一侧防止呕吐物误吸。也可放置鼻胃管，抽出胃内气体。

3. 院前心肺复苏的终止

①恢复有效的自主循环和自主呼吸。②由更专业的生命支持抢救小组接手。③医生确认已死亡。临床死亡判断标准：患者对任何刺激无反应；无自主呼吸；无循环特征，无脉搏，血压测不出；心肺复苏 30 min 后心脏自主循环仍未恢复，心电图为一直线（3 个以上导联）。④施救者如果继续复苏将对自身产生危险或将其他人员置于危险境地时。

任务实施

心脏骤停急救的操作程序和注意事项如表 3-1 所示。

表 3-1 心脏骤停急救的操作程序和注意事项

操作步骤	操作程序	注意事项
操作前	评估与准备： · 评估周围环境是否安全，如果不安全应尽快脱离危险环境。 · 判断意识：轻拍患者肩部，并大声呼唤患者。 · 判断呼吸，有无胸廓起伏。 · 触摸颈动脉搏动，时间 5 ~ 10 s。 · 紧急呼救：确认患者意识丧失后，立即呼叫他人协助，拨打 120 急救电话，准备 AED。 · 救治人员准备：立于或跪于患者身体一侧	· 不能在不安全的环境实施心肺复苏。 · 评估患者意识时勿剧烈摇晃患者的肩部。 · 评估呼吸及动脉搏动时间不能超过 10 s，以免延误抢救时间
操作中	1. 安置体位 · 立即将患者置于硬板床 / 地上或患者胸背部垫抢救板（置于硬质的平面），仰卧位； · 去枕，头、颈、躯干在同一轴线上； · 双手放于两侧，身体无扭曲。 2. 心脏按压 · 抢救者位于患者一侧。 · 解开衣服、腰带，暴露患者胸腹部。 · 按压部位：胸骨中下 1/3 交界处。 · 按压方法：两手掌根部重叠，手指翘起不接触胸壁，上半身前倾，两臂伸直，垂直向下用力。 · 按压幅度：成人胸骨下陷 5 ~ 6 cm，儿童约 5 cm，婴幼儿约 4 cm。 · 按压频率：100 ~ 120 次 / min，连续按压 30 次。	· 不能在软质的平面施救。 · 要充分地暴露胸腹部，以免影响按压与患者的呼吸。 · 按压部位要准确。如部位太高，可伤及大血管；部位太低，可能损伤腹部脏器或引起胃内容物反流。 · 按压力度要均匀。过大过猛，容易使胸骨骨折，引起血胸和气胸；按压力度过轻，胸腔压力小，不足以推动血液循环。

（续上表）

操作步骤	操作程序	注意事项
操作中	3．开放气道 ·判断颈部有无损伤； ·检查口、鼻腔，清除异物； ·取出活动义齿； ·根据不同情况采取合适方法开放气道。 4．人工呼吸 ·保持患者口部张开状态，捏住患者鼻孔； ·向患者口部吹气，直至胸廓抬起（潮气量为 400 ~ 600 mL）； ·吹气完毕，观察胸廓情况，连续吹气 2 次。 5．连续操作 ·按压与人工呼吸之比为 30∶2； ·连续操作 5 个周期。 6．效果判断 ·操作 5 个循环后，判断并报告复苏效果——颈动脉恢复搏动、自主呼吸恢复； ·瞳孔缩小，有对光反射； ·面色、口唇、甲床和皮肤色泽转红； ·患者复苏成功应迅速送往就近医院抢救治疗	·清除异物时注意个人防护。 ·操作过程中，救护人员替换，可在完成一组按压、通气后的间隙中进行，不得使复苏抢救中断时间超过 10 s
操作后	风险防范 ·在平时的健康教育中，应注重生活及疾病相关知识的健康指导，减少猝死的发生	

知识拓展

腹部提压心肺复苏术

腹部提压心肺复苏术是利用腹部提压装置经腹部进行心肺复苏的新技术，是对传统心肺复苏方法的继承与发展。

腹部提压心肺复苏按压的主要部位为腹部中心地带，此处为小肠聚集部位，实质脏器肾脏和胰腺则位于较深部的腹膜后，能有效避免心肺复苏过程中造成严重的二次损伤。而且腹部提压心肺复苏产生的通气量较传统心肺复苏有较大提升，不需口对口人工呼吸，使施救者放弃针对口对口人工呼吸的戒备心理，从而以更多精力参与抢救过程；电除颤等治疗的影响小于胸部提压。如果腹部提压装置有绝缘装置，腹部按压和心脏除颤可同时进行；不间断提拉和按压过程实现了人工循环和同步人工呼吸，从而产生类似自主循环。

同步练习

请扫描下方二维码获取本任务练习题。

任务评价

自我检测单

<table>
<tr><td colspan="3">姓名：　　　　专业：　　　　班级：　　　　学号：</td></tr>
<tr><td rowspan="3">任务分析</td><td colspan="2">心脏骤停发生的常见病因：</td></tr>
<tr><td colspan="2">心脏骤停的识别：</td></tr>
<tr><td colspan="2">心脏骤停的临床表现：</td></tr>
<tr><td rowspan="3">任务实施</td><td>操作前：评估与准备</td><td></td></tr>
<tr><td>操作中：心脏骤停患者的现场急救处理</td><td></td></tr>
<tr><td>操作后：风险防范</td><td></td></tr>
</table>

任务二 体外除颤仪的使用

任务情境

患者，男，50 岁，突然意识丧失，颈动脉搏动消失，呼吸停止。心电图检查显示：QRS 波群消失，被大小不等、形态各异的颤动波代替，频率 300 次 /min。初步诊断：心室颤动。

任务：请问患者可能出现了什么危险？你如何立即正确处理该情况？

任务描述

90% 的心搏骤停者，其心脏都会发生心室颤动，此时，用电击的方法进行除颤，通常都会收到很好的效果。这种电击的设备就是被称为“救命神器”的自动体外除颤器。在 1992 年，美国心脏病协会（AHA）指出包括心脏体外除颤器的早期除颤治疗，是提高心肺复苏成功率的关键治疗。通常每延迟一分钟，患者的生存率就会降低 10%。

自动体外除颤仪又称自动体外除颤器（AED），是一种便携式、操作简单，专为现场急救设计的急救设备，适用于公共场所如机场、商场、体育馆等。AED 有别于传统除颤器，可以经内置电脑分析和确定发病者是否需要予以电除颤。除颤过程中，AED 的语音提示和屏幕显示使操作更为简便易行。

一、自动体外除颤仪的原理

自动体外除颤仪是利用高能量的脉冲电流，经过胸壁或直接作用于心脏，使全部或大部分的心肌细胞在短时间内同时除极，抑制异位兴奋性，使具有最高自律性的窦房结发放冲动，以达到清除各类异位快速心律失常，使之恢复为窦性心律的一种医用设备。

二、除颤的适应证与禁忌证

（一）适应证

除颤的适应证主要是心室颤动、心房颤动及心房扑动、阵发性室上性心动过速及室性心动过速等。

1. 同步电除颤

适用于心房颤动及心房扑动经药物治疗无效者、室上性心动过速及室性心动过速者。

2. 非同步电除颤

适用于心室颤动、心室扑动或无脉性室性心动过速者。

（二）禁忌证

（1）洋地黄中毒所致心律失常。

（2）重症低钾血症、低镁血症所致的心律失常。

（3）病态窦房结综合征。

（4）心房颤动合并明显心脏扩大。

（5）伴有高度或完全性房室传导阻滞的异位性快速心律失常。

（6）心房颤动患者年龄较大（> 60 岁）而心室率不快者。

（7）严重心功能不全者。

三、除颤仪的操作方法

（1）开启 AED，打开 AED 的盖子，依据视觉和声音的提示操作（有些型号需要先按下电源键）。

（2）给患者贴电极板，两块电极板分别贴在患者右胸上部和左胸左乳头外侧下方，具体位置可以参考 AED 机壳上的图样和电极板上的图片说明。如图 3–6 所示。

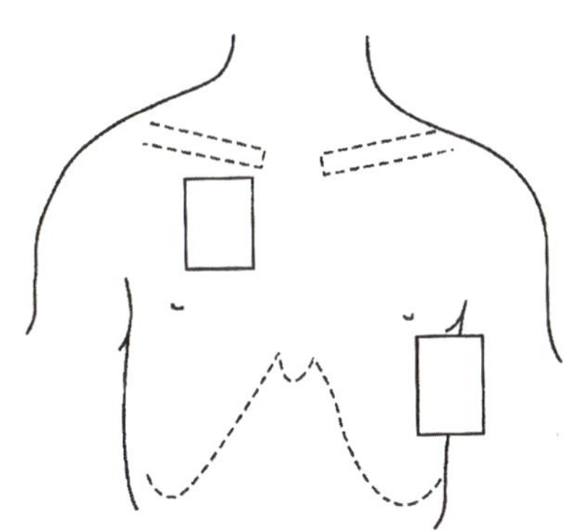

图 3–6 自动体外电除颤电极标准位置

（3）将电极板插头插入 AED 主机插孔。

（4）分析心律，此过程中请不要接触患者，轻微的触动都有可能影响 AED 的分析。分析完毕后，AED 将会发出是否进行除颤的建议。当有除颤指征时，不要与患者接触，同时告诉附近的其他任何人远离患者，由操作者按下“放电”键除颤。

（5）除颤结束后，立即进行 5 个周期的 CPR，再次评估观察患者的意识、呼吸，AED 会再次分析心律，如未恢复有效灌注心律，则反复除颤、CPR 至急救人员到来。

四、除颤的注意事项

（1）患者在水中不能使用 AED，患者胸部如有汗水，需要快速擦干胸部，因为汗水会降低 AED 的功效。

（2）8 岁以上患者选用成人电极片；8 岁以下儿童，使用小儿电极片，若没有小儿电极片，应选择除颤器上的“小儿模式”。

（3）按要求放置电极板，电极板之间距离至少在 10 cm；若患者装有心脏起搏器，应距离起搏器至少 2.5 cm。

（4）AED 分析心律的过程中不要接触患者，即使是轻微的触动都有可能影响 AED 的分析。

（5）AED 可以瞬间达到 200 焦耳的能量，在给患者施救过程中，请按下通电按钮后立刻远离患者，并告诫身边任何人不得接触靠近患者。

（6）除颤后紧接着 5 个循环的 CPR，再评估节律，按需要决定是否再除颤。

（7）如果患者的胸毛过多，机器会反复提示“请贴好贴片”。此时要设法刮毛，部分 AED 设备箱中配有剃毛刀。

任务实施

体外除颤的操作程序和注意事项如表 3–2 所示。

表 3–2　体外除颤的操作程序和注意事项

操作步骤	操作程序	注意事项
操作前	评估与准备： ·评估周围环境是否安全，如果不安全应尽快脱离危险环境。 ·确认患者发生心脏骤停。 ·患者胸部是否充分暴露，是否干燥。 ·准备好 AED	·不能在不安全的环境实施抢救。 ·如患者为溺水者，应擦干胸部
操作中	1．打开盖子 ·开启 AED，打开 AED 的盖子，依据视觉和声音的提示操作（有些型号需要先按下电源）。 2．安放电极片 ·给患者贴电极，两块电极板分别贴在患者右胸上部和左胸左乳头外侧下方的位置上。 3．接通电源 ·将电极板插头插入 AED 主机插孔。	·准备 AED 同时，要持续心肺复苏。 ·电极板之间距离至少在 10 cm，距起搏器至少 2.5 cm。

（续上表）

操作步骤	操作程序	注意事项
操作中	4. 除颤 ·开始分析心律，分析完毕后，AED 将会发出是否进行除颤的建议，提醒并确认所有人均没有接触患者后，由操作者按下“放电”键进行除颤。 5. 心肺复苏（CPR） ·除颤结束后，操作者应进行 5 个周期 CPR，AED 会再次分析心律，如未恢复有效灌注心律，则反复除颤、CPR 至急救人员到来	·分析心律，在此过程中请不要接触患者，即使是轻微的触动都有可能影响 AED 的分析。 ·除颤时不要与患者接触
操作后	风险防范： ·在平时的健康教育中，应注重生活及疾病相关知识的健康指导，减少猝死的发生	

知识拓展

除颤技术发展史

1774 年，一名法国 3 岁女孩从楼房摔下，致心脏停搏，医生首次试用“电冲击”胸壁的方法，将女孩救活，开启了电复律的临床应用。

1947 年，德国医生鲍克在一例开胸手术中，患者心脏出现心室颤动，鲍克尝试电击临床应用，成功使心脏心室颤动患者心跳恢复。

1960 年，德国医生朱尔（Zoll）对除颤器做了重大改进，达到不开胸除颤。

1980 年以后，电复律技术和方法被医学界公认为是终止心室颤动的最有效方法。

同步练习

请扫描下方二维码获取本任务练习题。

任务评价

自我检测单

<table>
<tr><td colspan="3">姓名：　　　　专业：　　　　班级：　　　　学号：</td></tr>
<tr><td rowspan="3">任务分析</td><td colspan="2">电除颤的适应证：</td></tr>
<tr><td colspan="2">电除颤时两电极板安放的位置：</td></tr>
<tr><td colspan="2">电除颤的注意事项：</td></tr>
<tr><td rowspan="3">任务实施</td><td>操作前：评估与准备</td><td></td></tr>
<tr><td>操作中：AED 的操作程序</td><td></td></tr>
<tr><td>操作后：风险防范</td><td></td></tr>
</table>

思考实践

1. 心脏骤停的原因分为哪两大类？其临床表现有哪些？
2. 心肺复苏中的“C-A-B”指的是什么？
3. 除颤器除颤的适应证有哪些？
4. 简述自动体外除颤仪中两电极的安放位置。

常用急救技术

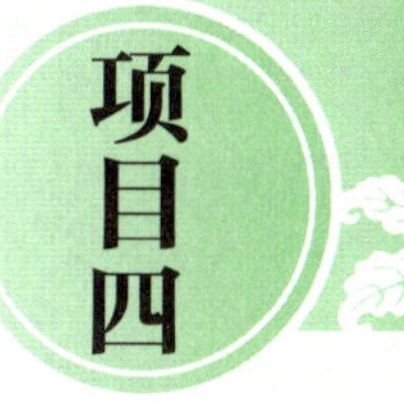

项目概述

在人们的日常生活和工作过程中存在一些危险因素，比如误吸外界物质，如花生、瓜子、豆类、果冻等，或于啼哭、嬉笑后引起咽喉的防御反射不健全而将异物吸入气管、支气管而致呼吸道异物，如果处理不及时可能危及伤者的生命。当发生喉异物时，伤者可出现呛咳、气急、喉痉挛，导致呼吸困难；部分伤者因堵塞声门，导致伤者窒息而死亡。创伤出血也是我们工作和生活中常遇到的意外伤害，不论是刀割碰伤，还是车祸碰撞，都需要及时正确处理。

本项目重点学习气管异物和外伤止血、包扎、固定及搬运的急救处理方法，共6学时。

学习目标

1. 知识目标

（1）熟知发生呼吸道异物和外伤出血时伤者的表现。

（2）叙述呼吸道异物和外伤出血的急救原则。

（3）说出呼吸道异物和外伤出血的常见原因。

2. 能力目标

（1）能正确完成呼吸道异物伤者的急救处理。

（2）能正确完成外伤出血伤者的急救处理。

3. 素养目标

（1）具有“时间就是生命”的急救意识和应变能力。

（2）具有冷静、果断地发现问题和解决问题的能力。

（3）具有慎独修养和爱伤观念。

在线预习

扫描下方二维码可阅读了解本项目思维导图。

任务一 呼吸道异物的现场急救

任务情境

某村民原有脑梗死病史，有轻度左侧肢体偏瘫，生活能自理。过春节时因儿子给其买了他最爱吃的牛皮糖，在吃牛皮糖的过程中突然剧烈咳嗽，家人立刻给予拍背，伤者无好转，并迅速出现呼吸困难、神志不清、面色青紫，皮肤、甲床和口腔黏膜发绀。

任务：伤者发生这种情况时，周围的人应如何进行急救？

任务描述

一、概述

气道异物通常是指气管或支气管内进入外来物，常发生于儿童和有吞咽困难的老年人。由于气管异物可以导致患者窒息，因此它是器官进入异物中最危险的一种，也是耳鼻咽喉科常见的急症之一。气道异物停留时间越久危害越大，因此，气道异物一般均应尽早取出，以避免或减少窒息和其他并发症的发生。在事故现场无任何抢救器械的情况下，可采用喉异物紧抱急救法，婴幼儿可采取倒提拍背法，如有条件可采用环甲膜穿刺进行急救。

二、病因与发病机制

儿童多在进食或口含物品时，因说话、大笑、哭闹、跌倒等原因不慎将异物误吸入气管或支气管。常见异物种类有花生、黄豆、果核、笔帽、纽扣、硬币等，也有在幼儿园吸食果冻类食品时误吸。

成年人大多发生在进餐时，因进食急促，尤其在摄入大块的、咀嚼不全的食物时，若同时又大笑或说话，很易使一些食物滑入呼吸道。少数为全麻或昏迷伤者的呕吐物误吸所致。

当异物进入气管或支气管后，根据其是否完全阻塞气道可分为气道部分阻塞和气道完全阻塞。当气道部分阻塞时，伤者能通过剩余气道进行通气，能用力咳嗽，但咳嗽停止时会出现喘息声；当气道完全阻塞时，伤者可立即发生剧烈的痉挛性咳嗽，颜面潮红，并有憋气，异物阻塞声门、总气管或隆突时，可立即发生窒息死亡。

三、临床表现

（1）异物进入气管和支气管，即发生剧烈呛咳、喘憋、面色青紫和不同程度的呼吸困难，片刻后缓解或加重。

气道梗阻病人的评估

（2）阵发性、痉挛性咳嗽是气管、支气管异物的一个典型特征。大部分患者在活动、睡眠时翻身及安静时均可有阵发性、痉挛性咳嗽，有时呈“空空”音，但发音正常，偶有咳嗽时咳出异物而症状缓解或消失者，也可因咳至声门或声门下嵌顿停留，症状突然加重的。

（3）气道异物患者多有不同程度的呼吸困难，重者可出现“三凹征”、面色发绀等，呼吸时胸廓运动可不对称。气道内异物因上下活动，听诊可闻及异物“拍击音”，似金属音。支气管异物主要症状是阵发性咳嗽伴喘息，部分患儿由于病史时间长，可有肺部感染体征及血象改变。

（4）发生气道异物者，常不由自主地一只手或双手紧贴颈前喉部，称“V”手势。

四、辅助检查

常用检查为胸部 X 线片。但除金属异物外，多数异物不能在胸片中显示异物位置。如不能确诊，应行支气管镜检查，多能直接发现管腔内异物，同时能在镜下直接夹取异物。伴有肺部感染者可出现血象异常，如白细胞及中性粒细胞升高。

五、急救

救治原则是及时取出异物，控制感染，保持呼吸道通畅。

气道梗阻病人救护

（一）紧急救护

1. 站位冲击法

站位冲击法又称海姆立克（Heimlich）手法，是1974年由美国外科医生海姆立克发明的，是一种利用肺部残留气体形成气流冲出异物的急救方法。适用于伤者神志尚清醒能站立者，救护人从背后抱住其腹部，一手握拳，将拇指一侧放在伤者腹部（肚脐稍上），另一手握住握拳之手，急速冲击性地向内上方压迫其腹部，反复有节奏、有力地进行，以便形成的气流把异物冲出。伤者应做配合，头部略低，嘴要张开，以便异物的吐出，如图4–1所示。对于妊娠后期或明显肥胖者，不可挤压腹部，而应挤压胸部。

如果在紧急情况下，伤者周围无他人在场，可采用自救法，伤者可用自己的手或椅背、桌边顶住上腹部，快速而猛烈地挤压，压后随即放松，也能达到同样效果。如图4–2所示。

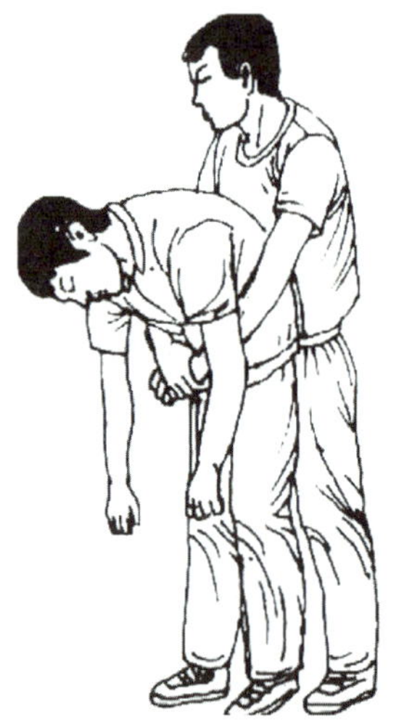

图4–1　站位冲击法

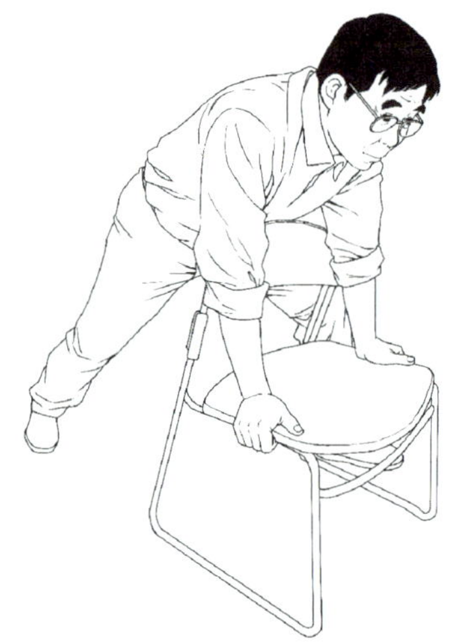

图4–2　自救法

2. 平卧冲击法

伤者如陷入昏迷不能站立，则可取仰卧位。救护人员两腿分开跪在伤者大腿外侧地面上，双手叠放用手掌根顶住腹部（肚脐稍上），冲击性地、快速地向前上方压迫，然后打开下颌，如异物已被冲出，迅速掏出清理。

3. 胸部手指冲击法

此法特别适用于幼儿。救护人员取坐位，用膝盖支撑并握持幼儿的手肘。患儿背靠坐在救护人员的腿上，然后救护员用双手食指和中指用力，向后上方挤压患儿的上腹部，压后随即放松。也可将小儿平放仰卧，救护员用上法挤压。如图4–3所示。

4. 婴儿背部拍击法

救护人员取坐位，将患儿骑跨并俯卧于救护人员的胳膊上，头低于躯干，手握住其下颌固定头部，并将其胳臂放在救护员的大腿上，然后用另一手的掌根部或双手的食指和中指用力拍击患儿两肩胛骨之间的背部 4～6 次，使呼吸道内压力骤然升高，有助于松动其异物和排出体外。如图 4–4 所示。

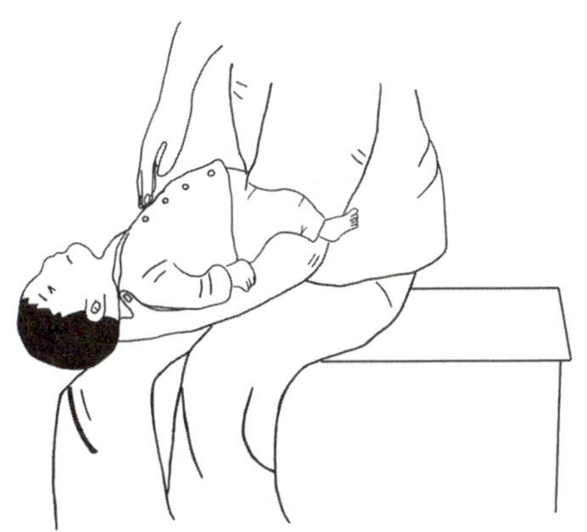

图 4–3 胸部手指冲击法

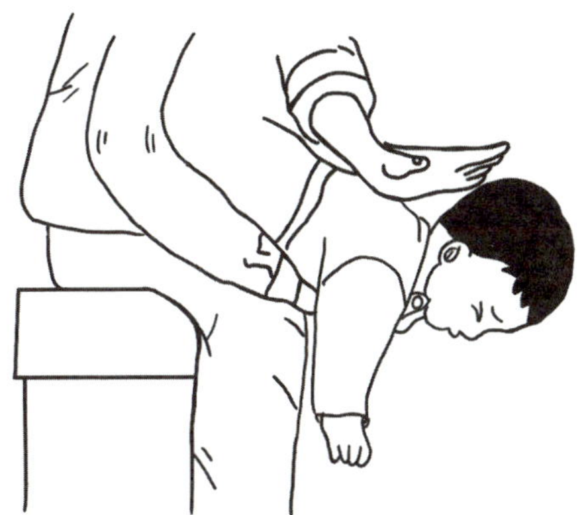

图 4–4 婴儿背部拍击法

对于意识不清的伤者，先进行 2 次口对口、鼻人工呼吸，若胸廓上抬，说明呼吸道通畅；相反，则呼吸道阻塞，应注意开放气道。轮换拍击背部和胸部，连续数次无效者，开始心肺复苏。

海姆立克手法虽卓有成效，但也可能产生并发症，如肋骨骨折、腹部或胸腔内脏的破裂或撕裂等。如果伤者呼吸道部分梗阻，气体交换良好，就应鼓励伤者用力咳嗽，并自主呼吸；如伤者呼吸微弱，咳嗽乏力或呼吸道完全梗阻，则立刻使用此手法。在使用本法成功抢救伤者后应到医院检查伤者有无并发症的发生。

上述方法不能排除异物时可到医院行支气管镜取出异物，仍无法取出者可考虑行气管切开术取出异物。

六、预防

（1）教育小儿勿将小玩物放于口中，也不要给小儿玩较小的物品。

（2）小儿进食时应保持安静，平稳进食，切忌打骂儿童，以免引起哭闹将异物吸入。将食物切成小条，缓慢完全咀嚼，儿童口含食物时不要跑步或玩耍等。不要给小儿吃带核樱桃，瓜子、花生类干果等，以防滑入气道。

（3）昏迷伤者，应将义齿取出，及时吸出口内分泌物，并将头侧向一边，防止异物吸入。

（4）矫正不良生活习惯，不要将钉子、别针等含在口内，以免误吸。

任务实施

呼吸道异物现场急救的操作程序和注意事项如表 4–1 所示。

表 4–1 呼吸道异物现场急救的操作程序和注意事项

操作步骤	操作程序	注意事项
操作前	评估与准备 ·评估伤者身体情况，有无意识不清。 ·呼喊附近其他人员就地取材，迅速备物：粗针头、锐器。 ·环境准备：环境安全，安静。 ·救治人员准备：立于或跪于伤者身体后面	·评估伤者情况时勿采取大喊大叫、摇晃等错误的方式。 ·伤者若有呼吸困难，应就地抢救，保持安静
操作中	1. 安置体位 ·伤者站立时，救护员站于身后。 ·伤者坐位时，救护员站立或跪于椅子后面。 ·伤者卧位时，救护员跪姿跨于伤者两跨处。 2. 保持呼吸道通畅 ·解开外衣，昏迷者及时清除口、鼻、咽的分泌物。 3. 将异物排出 ·伤者站立时，救护员立于伤者身后，两臂绕至伤者前抱紧，一只手握拳以拇指顶住伤者腹部，略高于脐上、肋缘下，另一只手与握拳的手握紧，并以突然的快速向上冲力，向伤者腹部加压，必要时可反复多次。 ·伤者坐位时，救护员跪或站于身后按照上面的方法冲击腹部。 ·伤者卧位时，救护员跪于伤者两跨处，以一只手置于另一只手之上，下面手的掌根部于伤者腹部，快速向上冲力挤压腹部。 4. 病情观察 经现场救治后若症状无缓解，应立即拨打 120 急救电话，有条件时应迅速送往就近医院抢救治疗	·呼吸道异物引起的气道阻塞，尤其是完全性气道阻塞应争分夺秒进行抢救，因为脑缺氧时间的长短直接关系到伤者的生命及复苏后的预后。 ·使用海姆立克法急救时，用力要适当，防止以暴力冲击，造成腹腔脏器损伤。
操作后	风险防范 ·在平时的健康教育中，应注重生活及疾病相关知识的健康指导： （1）加强看护，五岁以内的小儿避免接触花生米、瓜子、豆类、坚果及其他带核的异物； （2）要对小孩进行正确的教育，不要养成口内含物的习惯，重点是小孩进食时集中注意力，避免在儿童玩耍哭闹时喂食，吃饭时不可嬉笑蹦跳，追逐打闹，也不可以惊吓、逗乐或者责骂小孩，以免大哭大笑；	

（续上表）

操作步骤	操作程序	注意事项
操作后	（3）防止小儿口含小玩具玩耍，凡是幼儿可能吸入或吞下的物品均不应作为玩具，对于细小的玩具应禁止给婴幼儿玩以防止玩具误入口中，导致误吸； （4）小孩呕吐时，应该把头偏向一侧，使它容易吐出，避免呕吐物吸入气管； （5）改正儿童口中含物的不良习惯，发现小儿口中已含物，要耐心劝导其吐出，不可责骂或强行挖出以免造成小儿哭闹，异物被深吸入气管内、支气管内； （6）一旦发现疑似异物吸入，劝导小儿将口内异物吐出并立即送医院进行救治	

知识拓展

环甲膜穿刺术

环甲膜穿刺是临床上对有呼吸道梗阻、严重呼吸困难的患者采用的急救方法之一。它具有简便、快捷、有效的优点。

环甲膜位于甲状软骨和环状软骨之间，前无坚硬遮挡组织（仅有柔软的甲状腺通过），后通气管，它仅为一层薄膜，周围无要害部位，因此利于穿刺。如果自己寻找，可以低头，然后沿喉结最突出处向下轻轻地摸，在 2～3 cm 处有一如黄豆大小的凹陷，此处即为环甲膜位置所在。

患者仰卧位，头后仰，局部消毒后术者用食指和中指固定环状软骨两侧，以一粗注射针垂直刺入环甲膜。由于环甲膜后为中空的气管，因此刺穿后有落空感，术者会觉得阻力突然消失。接着回抽，如有空气抽出，则穿刺成功。患者可有咳嗽等刺激症状，随即呼吸道梗阻的症状缓解。

同步练习

请扫描下方二维码获取本任务练习题。

任务评价

自我检测单

<table>
<tr><td colspan="3">姓名：　　　　专业：　　　　班级：　　　　学号：</td></tr>
<tr><td rowspan="3">任务分析</td><td colspan="2">呼吸道异物发生的常见原因：</td></tr>
<tr><td colspan="2">呼吸道异物的识别：</td></tr>
<tr><td colspan="2">呼吸道异物的主要特点：</td></tr>
<tr><td rowspan="3">任务实施</td><td>操作前：评估与准备</td><td></td></tr>
<tr><td>操作中：呼吸道异物伤者的现场急救处理</td><td></td></tr>
<tr><td>操作后：风险防范</td><td></td></tr>
</table>

任务二 外伤急救技术

任务情境

创伤出血是我们最常遇到的意外伤害，不论是刀割碰伤，还是车祸碰撞，都需要尽快处理。然而，创伤急救的四大基本步骤“止血、包扎、固定、搬运”却未被大多数人熟知。本节介绍最基本的急救技术，一旦遭遇意外，正确、及时、有效地应用这些技术，往往能挽救伤者生命、防止病情恶化、减少伤员痛苦以及预防并发症等，为科学施救搭建一条绿色的生命通道。

任务描述

一、止血

止血的目的是防止伤口继续出血，防止急性大出血引发休克。

止血前需要准备绷带、充气止血带、橡皮止血带。紧急情况下可用干净的毛巾、手帕、布料取代。并向伤者解释止血的目的、操作要点，取得伤者的理解与合作。鼓励安慰伤者，消除伤者的紧张心理。

（一）止血的方法

1. 加压包扎止血法

适用于较小的静脉出血或毛细血管出血。方法：表浅伤口的出血用生理盐水冲洗局部，消毒后，盖上无菌敷料，再用绷带或三角巾适当加压包扎，松紧度以能达到止血目的为宜。

2. 指压止血法

适用于头颈部及四肢中等或较大的动脉出血。方法：用手指、手掌或拳头压迫伤口近心端的动脉，将动脉压向深部的骨上以阻断血液流通，达到临时止血的目的。使用指压止血法应掌握常见的动脉行径和体表标志。

（1）头顶部出血：压迫同侧耳屏前方额弓根部的搏动点（颞浅动脉）止血，如图4–5所示。

（2）颜面部出血：压迫同侧下颌骨下缘、咬肌前缘的搏动点（面动脉）止血，如图4–6所示。若伤在颊部、唇部，可将拇指伸入伤者口内，其余4指紧贴面颊外部，内外用力，压迫伤口下缘的动脉。

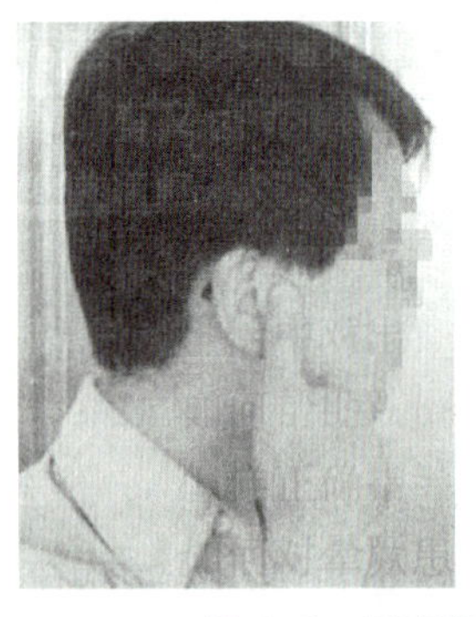
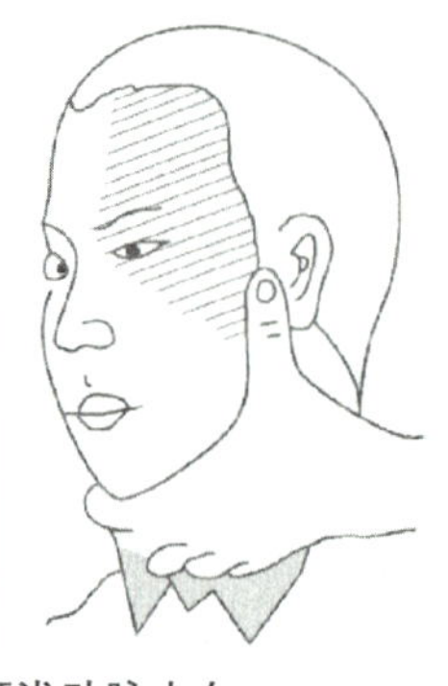

图 4–5　压迫颞浅动脉止血

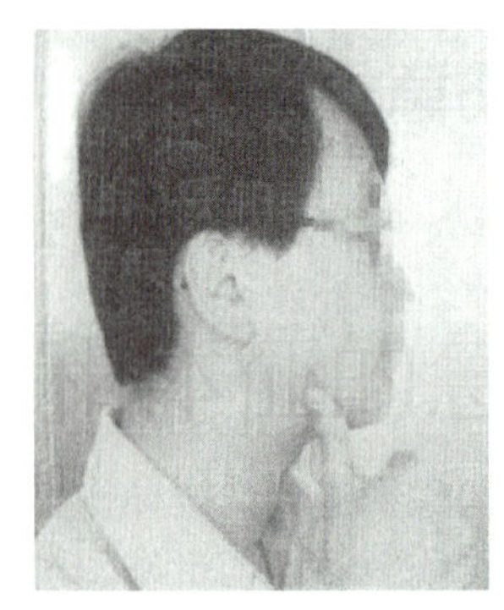
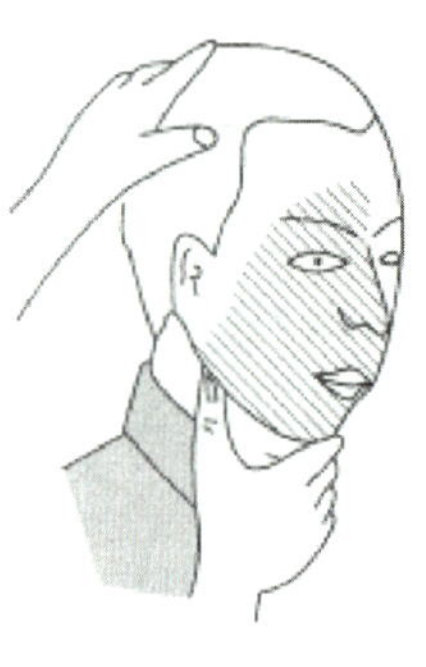

图 4–6　压迫面动脉止血

（3）颈部、面深部、头皮部出血：可压迫同侧气管外侧与胸锁乳突肌前缘中点之间的搏动点（颈总动脉）止血，用力向后压向第 6 颈椎横突上，达到止血的目的。颈总动脉分支的颈内动脉为脑的重要供血动脉，所以对颈总动脉的压迫止血应持慎重态度，并绝对禁止同时压迫双侧颈总动脉。

（4）头后部出血：可用拇指压迫同侧耳后乳突下稍往后的枕动脉搏动点止血。

（5）肩部、腋部、上臂出血：压迫同侧锁骨上窝中部的搏动点（锁骨下动脉），将动脉压向第 1 肋骨，如图 4–7 所示。

（6）前臂出血：压迫肱二头肌内侧沟中部的搏动点（肱动脉），将动脉压向肱骨，如图 4–8 所示。

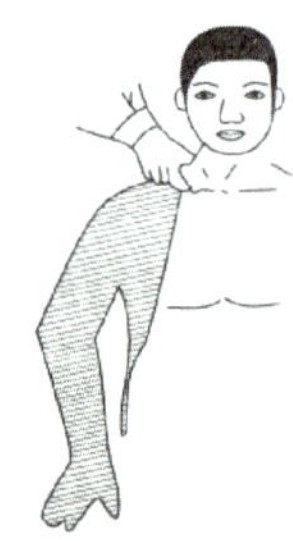
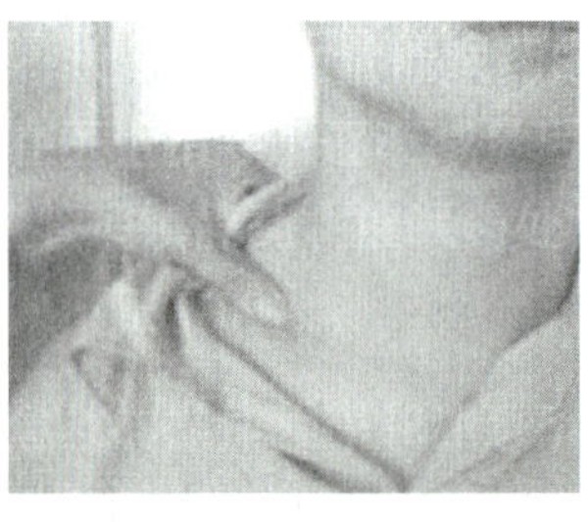

图 4–7　压迫锁骨下动脉止血

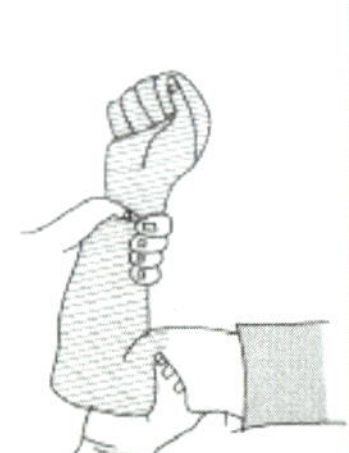
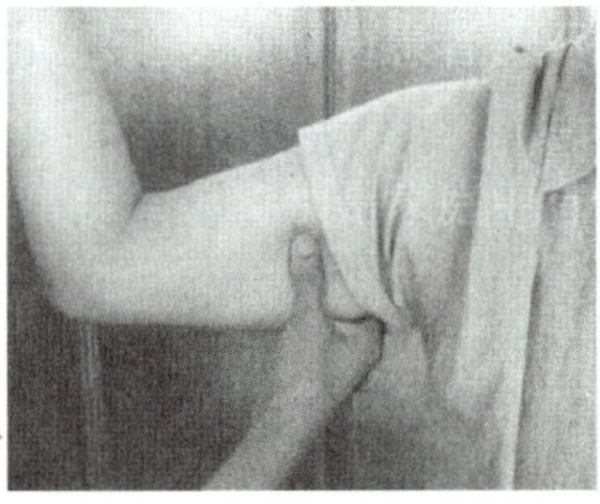

图 4–8　压迫肱动脉止血

（7）手掌、手背出血：压迫于腕横纹稍上处的内侧（尺动脉）、外侧（桡动脉）搏动点止血，如图 4–9 所示。

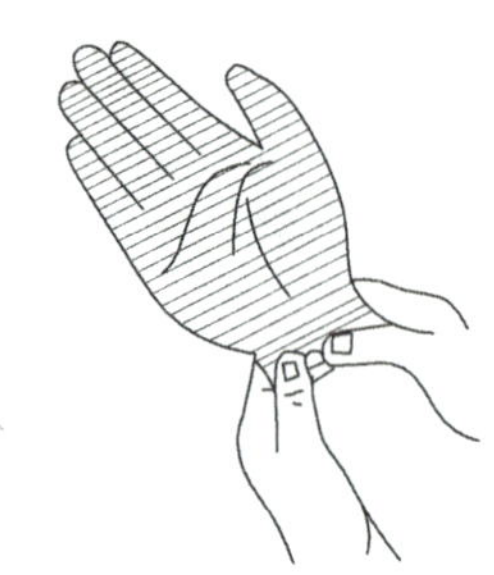

图 4–9　压迫尺动脉、桡动脉止血

（8）大腿出血：大腿及其以下动脉出血，可用双手拇指重叠用力压迫大腿根部腹股沟中点稍下的搏动点（股动脉）止血，如图 4–10 所示。

（9）足部出血：可用双手食指或拇指压迫足背中部近脚腕处的搏动点（胫前动脉）和足跟与内踝之间的搏动点（胫后动脉）止血，如图 4–11 所示。

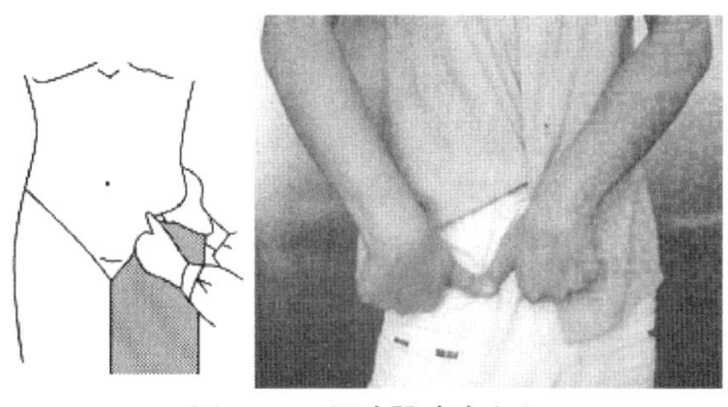

图 4–10 压迫股动脉止血

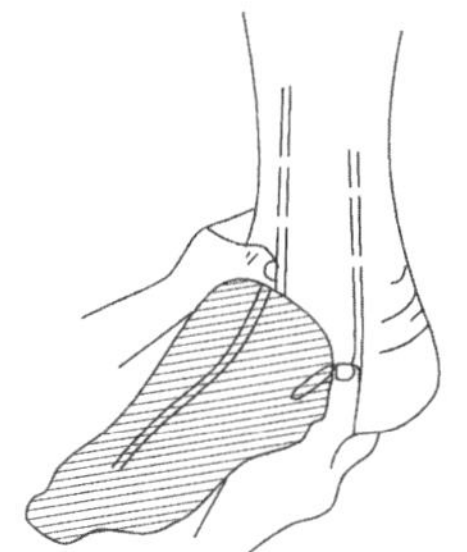

图 4–11 压迫胫前动脉、胫后动脉止血

3. 止血带止血法

适用于四肢大动脉出血或采用加压包扎止血术后不能有效控制的严重出血。

（1）橡皮带止血法：抬高患肢，将软布料、棉花等软织物衬垫于止血部位皮肤上。取止血带中间一段，适当拉紧拉长，绕肢体 2 ~ 3 圈，使橡皮带末端压在紧缠的橡皮带下面即可，如图 4–12 所示。

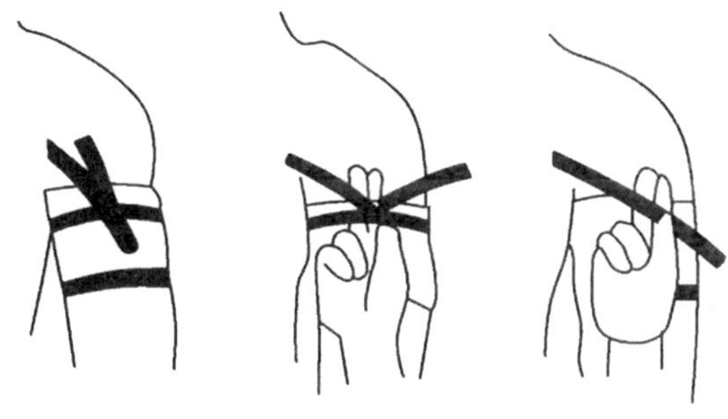

图 4–12 橡皮带止血法

（2）勒紧止血法：在伤口上部用绷带或三角巾叠成带状或用布料等勒紧止血，第一道绕扎在伤口处皮肤的衬垫上，第二道压在第一道上面，并适当勒紧。

（3）绞紧止血法：用三角巾叠成带状或用布条、手帕绕肢体一圈，打一活结，取一小木棒、笔杆、筷子等做绞棒，穿进活结下，绞紧，再将小木棒一端插入活结套内，拉紧固定木棒即可，如图 4–13 所示。

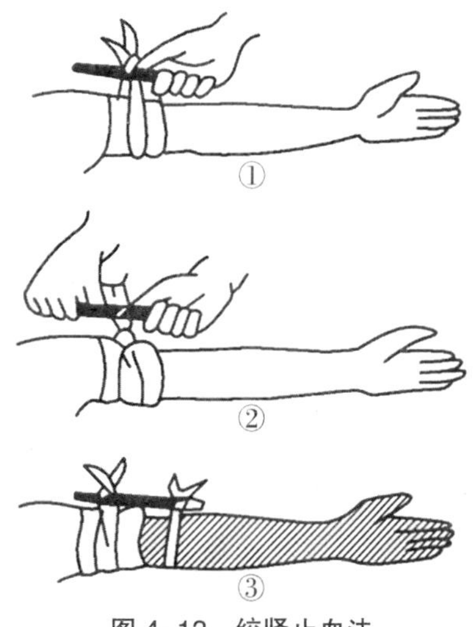

图 4–13 绞紧止血法

4. 填塞止血法

一般只用于大腿根部、腋窝、颈部等难以用一般加压包扎的较大出血。方法：用无菌敷料填入伤口内，外加大块敷料加压包扎。在清创去除填塞的敷料时有可能发生再次大出血，因此应尽快手术彻底止血。

5. 屈肢加垫止血法

主要用于肘、膝关节以下部位的出血，在无骨与关节损伤时使用。对于肘关节先在肘窝或腋窝部放置一棉垫卷或绷带卷，然后强力屈曲关节并用绷带或者三角巾扎紧，如图 4–14 所示。此法伤者痛苦较大，且有可能压迫到神经，故不宜首选。

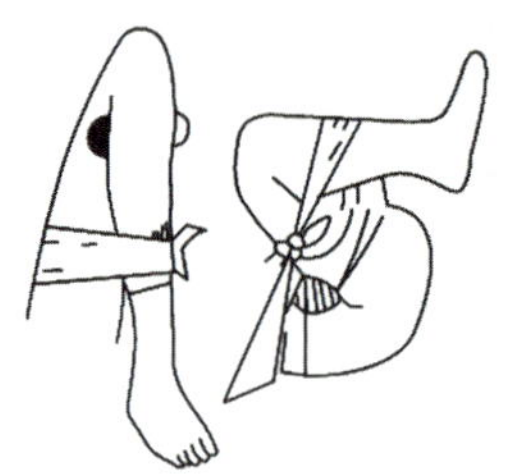
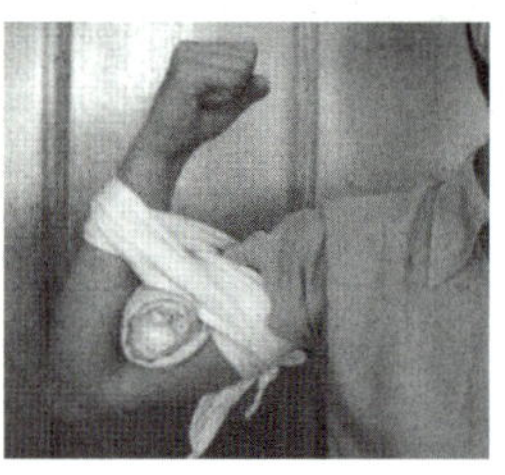

图 4–14 屈肢加垫止血法

（二）止血的注意事项

（1）使用止血带部位要准确，应扎在伤口的近心端，并应尽量靠近伤口。上臂扎止血带时，不可扎在中下 1/3 处，以防损伤桡神经。前臂和小腿因止血效果差而不适于扎止血带。

（2）止血带下加衬垫，捆扎时先抬高伤肢并垫以 4 ~ 5 层纱布或干净毛巾，切忌用绳索或铁丝直接加压。

（3）使用止血带压力要适当，以能阻断动脉血流为度。不要过紧，以免压迫神经、肌肉和皮肤；过松则不能阻断动脉，反而导致静脉回流不畅，加重出血。

（4）记录止血带的日期和时间的标记要明显，使用止血带的时间不宜超过 3 h，并应每隔 30 min 至 1 h 放松一次，每次放松 2 ~ 3 min。松解止血带前，要先补充血容量，做好纠正休克和止血器材的准备。

（5）使用止血带的伤者，要注意肢体保暖，冬季更应该防寒，因为肢体阻断血流后，抗寒能力下降，容易发生冻伤。

（6）停用止血带时应缓慢松开，防止肢体突然增加血流，损伤毛细血管及影响全身血液的重新分布，甚至使血压下降。松开止血带后，应轻轻抚摩伤肢，缓解麻木、冰凉等不适。

2016 年国际急救与复苏指南指出：不建议采用止血点附近按压和抬高肢体的方法控制出血。急救员可直接按压控制外部出血，当直接按压不能控制有生命危险的外部肢体出血或无法实施时（如多发外伤、够不到伤口、多人受伤等），在特殊情况下（如灾害环境、类似战争环境、地处偏远或急救员受过特殊培训）可考虑使用止血带。

二、包扎

包扎的目的是保护伤口，减少污染，固定敷料、药品和骨折，压迫止血，固定肢体，减轻疼痛，促进伤口愈合。

包扎前应准备绷带、三角巾等。在现场还可以就地取材，如毛巾、头巾、手帕、衣服、领带等。并向伤者解释包扎的目的、操作要点，取得伤者的理解与合作。鼓励安慰伤者，消除伤者的紧张心理。

（一）包扎的方法

1. 绷带法

绷带包扎法是最实用的传统方法，是各种包扎技术的基础。绷带有棉布、纱布、弹力绷带和石膏绷带等多种类型，宽窄、长短也有多种规格，包扎时应根据包扎部位的不同形状采用合适的方法，包扎时应由肢体远端到肢体近端、用力均匀、松紧适度。绷带包扎的方法还可分为环形法、蛇形法、螺旋法、螺旋反折法、8 字形法、回反法等。如图 4–15 所示。

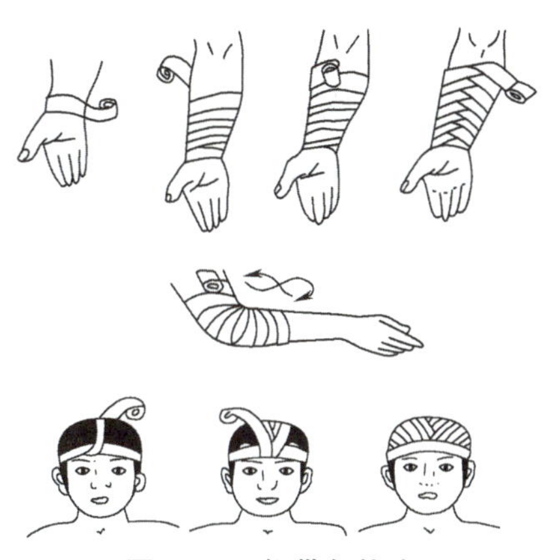

图 4–15 绷带包扎法

（1）环形法。

环形法通常用于肢体粗细相等部位，如额、腕、胸、四肢、腹部。也常作为其他包扎方法的开始和结束方法。方法：将绷带作环形缠绕，第一圈环绕稍呈斜形，第二圈应与第一圈重叠，第三圈呈环形，如图 4–16 所示。

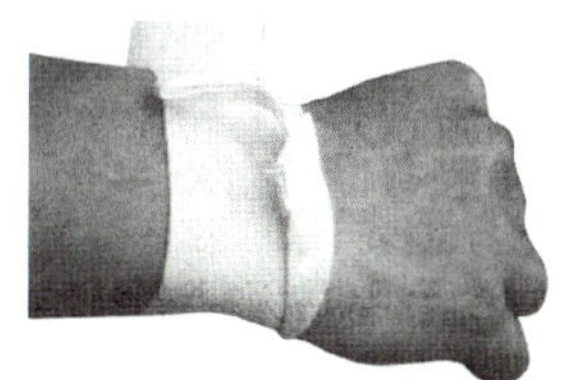

图 4–16 环形法

环形包扎法

（2）蛇形法。

蛇形法用于简单的固定。方法：以适当宽度为间隔，斜行上缠，各周互不遮盖斜行延伸。

（3）螺旋法。

螺旋法适用于四肢和躯干等处。方法：使绷带螺旋向上，每圈应压在前一圈的 1/3 ~ 1/2 处，如图 4-17 所示。

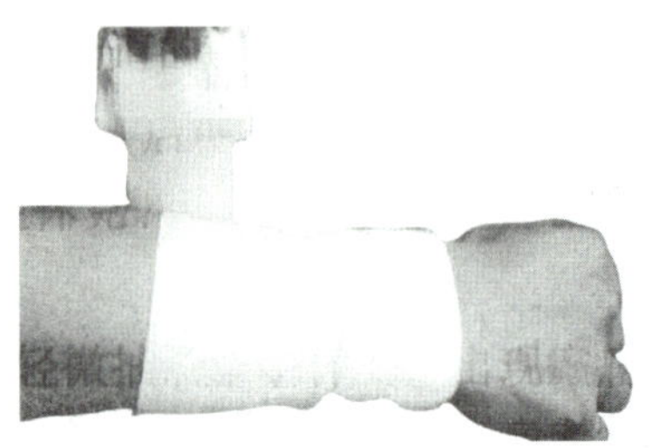

图 4-17　螺旋法

手部螺旋包扎法

（4）螺旋反折法。

螺旋反折法用于上下周径明显不等的肢体部位，如前臂和小腿等处。方法：先作螺旋状缠绕，待到渐粗的地方就每圈把绷带反折一下，盖住前圈的 1/3 ~ 2/3，由下而上缠绕，如图 4-18 所示。

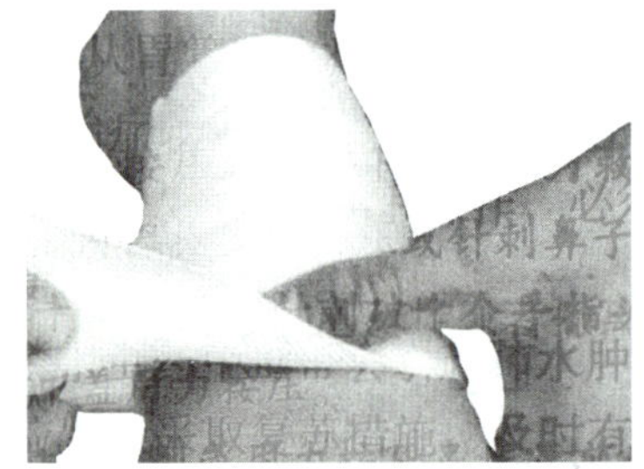

图 4-18　螺旋反折法

螺旋反折包扎法

（5）8 字形法。

8 字形法用于屈曲的关节部位，如肩、肘、膝、踝等处。方法：一圈向上，再一圈向下，每圈在正面和前一周相交叉，并压盖前一圈的 1/2，如图 4-19 所示。

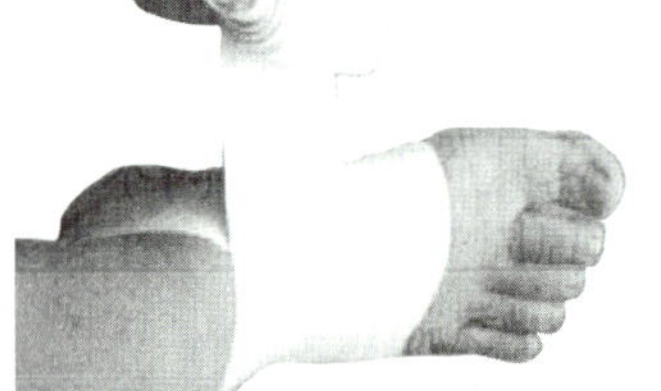

图 4-19　8 字形法

手部 8 字包扎法

关节 8 字包扎法

回返包扎法

（6）回反法。

回反法用于头和断肢残端。方法：用绷带多次来回反折。第一圈常从中央开始，接着各圈一左一右，直至将伤口全部包住，用环形包扎将所反折的各端包扎固定。此法常需要一位助手在回反折时按压一下绷带的反折端。

2. 三角巾法

三角巾制作简单，应用方便，方法容易掌握，包扎部位广泛，并且可折成条带、燕尾巾或连成双燕尾巾供各部位包扎使用。

（1）头部包扎法。

将三角巾的底边向上反折约 3 cm，放于前额与眉齐平，顶角拉向头后，三角巾的两底角经两耳上方，拉向枕后交叉，交叉时顶头归在一端，压在下面，然后绕到前额打结固定，如图 4–20 所示。

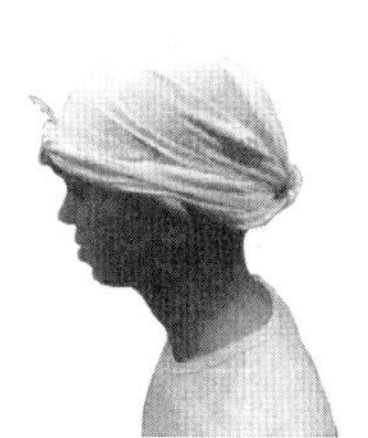
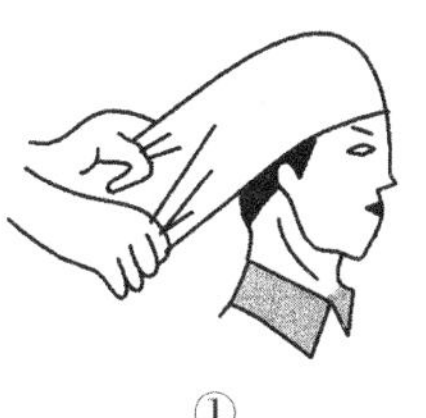
①
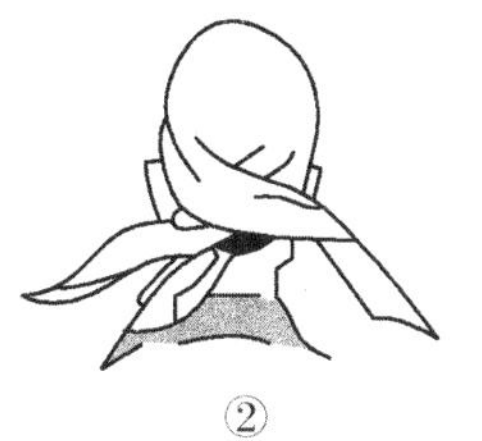
②
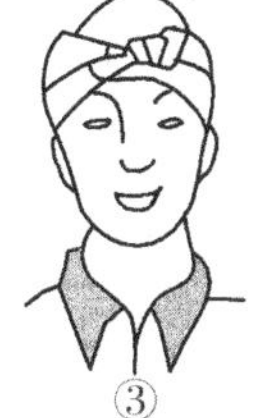
③

头部包扎法

图 4–20 头部包扎法

（2）面部包扎法。

先将三角巾的顶角打一结，并在三角巾的相应部位剪出 3 个孔，露出眼、鼻、口，以之包住面部，再把两角向后拉，在枕后交叉，然后再绕到前额打结。

（3）下颌包扎法。

将三角巾折叠成约 5 cm 宽，取 1/3 处放在下颌前方，长端经耳下拉向颈后，再绕至对侧耳垂前，压住另一端并与之交叉，向下扭转，包绕颌下，然后将两端同时沿耳前提向头顶前方打结，如图 4–21 所示。

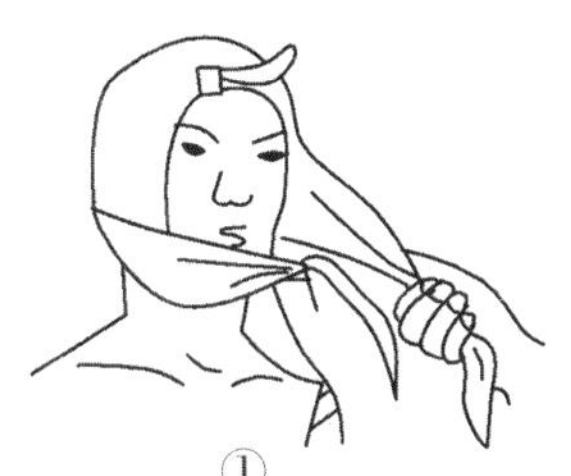
①
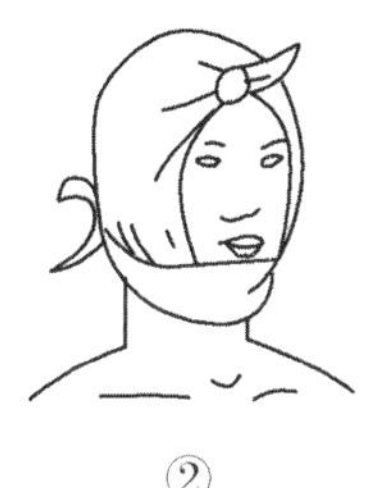
②
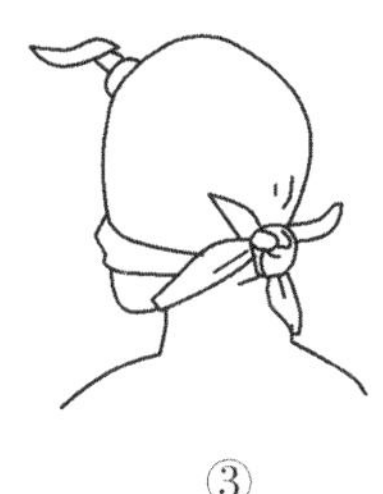
③

下颌包扎法

图 4–21 下颌包扎法

（4）肩部包扎法。

将三角巾的一底角放在对侧腋下，顶角过肩向后拉，再用顶角上的带子在上臂上 1/3 处绕紧，然后把另一底角向背部反折拉至对侧腋下打结，如图 4–22 所示。

单肩包扎法
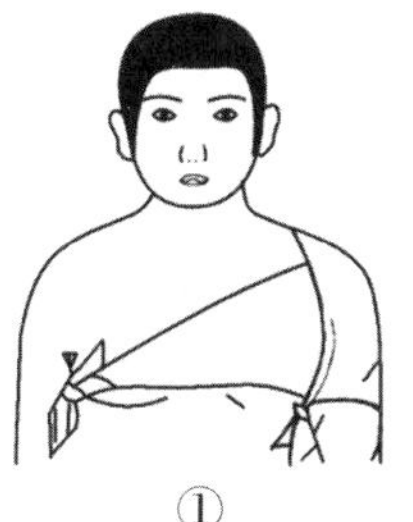
①
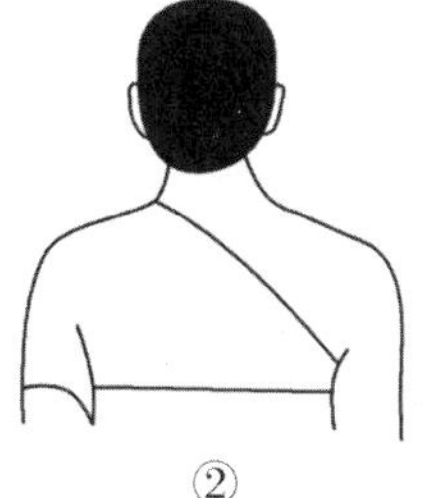
②

双肩包扎法

图 4–22 肩部包扎法

（5）单胸包扎法。

将三角巾底边横放在胸部，约在肘弯上 3 cm，顶角越过伤侧肩上垂向背部，三角巾的中部盖在胸部的伤侧，两端结扎在背部，顶角也和这两端结在一起。此法也适用于背部包扎，在胸前打结。

单胸包扎法

双胸包扎法

（6）双胸包扎法。

先将三角巾折成鱼尾，并在底部反折一道边，两角分放在两肩上，拉至颈后打结，再用顶角带子绕至对侧腋下打结，如图 4–23 所示。此法也适用于背部包扎，即将两鱼尾角在颈前打结。

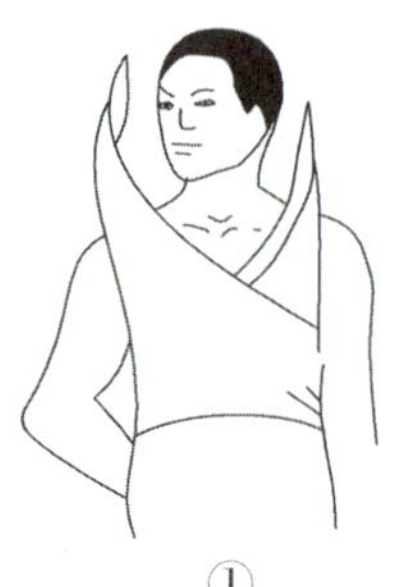

①

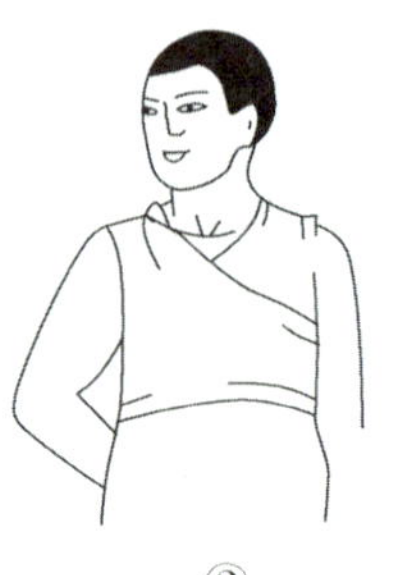

②

图 4–23　双胸包扎法

（7）上肢包扎法。

先将三角巾的底角打结后套在伤侧手上，结的余头留长些备用，另一底角沿手臂后侧拉到对侧肩上，顶角包裹伤肢，前臂屈至胸前，拉紧两底角打结，如图 4–24 所示。

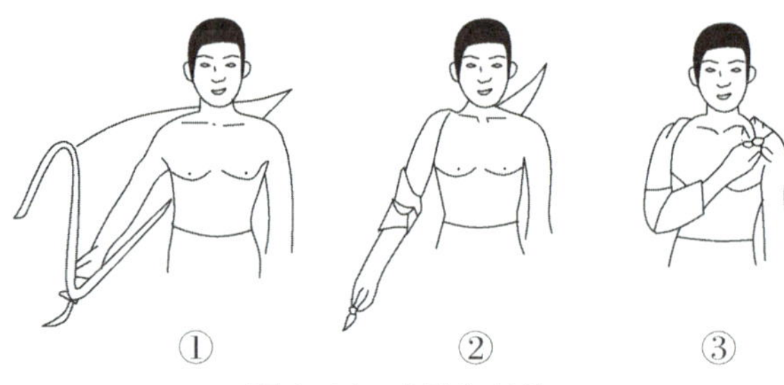

①　②　③

图 4–24　上肢包扎法

（8）手部包扎法。

手指对着三角巾的顶角，将手掌或手背平放于三角巾的中部，底边位于腕部，以顶角覆盖手背，两底角在手背或手掌交叉，再绕回腕部，于掌侧或背侧打结，如图 4–25 所示。

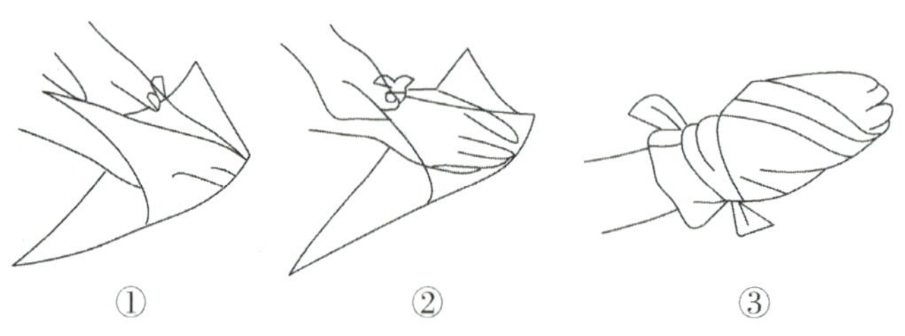

①　②　③

图 4–25　手部包扎法

手掌包扎法

（9）腿部与足部包扎法。

将足斜放在三角巾的一边，取一边于膝下包绕打结，再用另一底角包足，打结于踝关节处，如图 4–26 所示。

膝关节包扎法

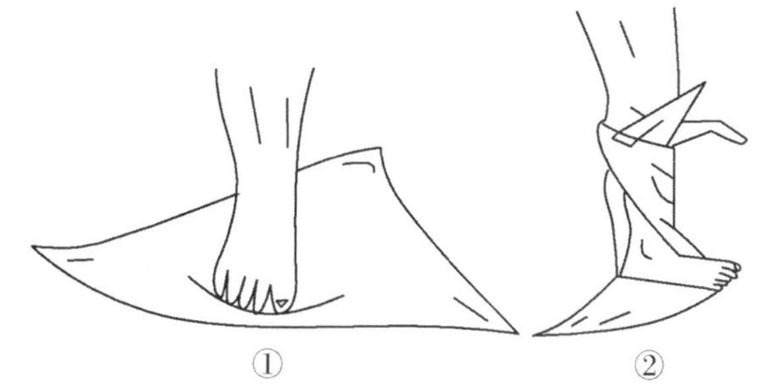

图 4–26 腿部与足部包扎法

3. 多头带包扎

多头带又称多尾带，用于身体不易包扎或面积大的部位。

（1）腹带。

用于包扎腹部。腹带中央带身部分为双层，两侧各有包膜布和 5 条互相重叠约一半的带脚。方法：将包膜布紧贴腹部包好，再将左右带脚依次交叉重叠包扎。创口在上腹部时应由上向下包扎，创口在下腹部时应由下向上包扎，最后均在中腹部用别针固定。

（2）胸带。

常用于胸部手术后或肋骨骨折后的包扎固定，比腹带多二根竖带。方法：先将两竖带从颈旁两侧拉下置于胸前，依次交叉包扎横带，压住竖带，最后在胸前固定。

（3）四头带。

常用于包扎下颌部、枕部、额部等处，用长方形布 1 块，大小依实际需要而定，把长的两端剪成 4 头。方法：将中间未剪开部分置伤口处，将上端两条带往下左右交叉打结，将下端两条带往上左右交叉打结。

（4）丁字带。

用于固定会阴部的敷料。单丁字带由横、直两布条制成，用于固定女伤者会阴部敷料；双丁字带由 1 条横布与 2 条直布所制成，用于固定男伤者会阴部的敷料。

（二）包扎的注意事项

（1）根据受伤部位选择合适的包扎用物和包扎方法，包扎前注意创面的清理、消毒，预防创面感染。

（2）包扎时要使伤者处于舒适的体位。皮肤皱褶处如腋下、乳下、腹股沟等，应用棉垫或纱布衬隔，骨隆突处也用棉垫保护。四肢包扎注意保持功能位置。

（3）包扎顺序原则上为从下向上，从左到右，从远心端到近心端。手指、脚趾无创伤时应暴露在外，以便观察血液循环情况。固定包扎时打结应在肢体外侧面，不可在伤口处、受压处、摩擦处和骨隆部。

（4）包扎松紧适度。过紧影响血液循环，易引起受伤部位的组织损伤，过松易造成滑脱。

三、固定

固定的目的是减轻伤者疼痛，避免骨折断端进一步损伤血管、神经以及其他重要脏器，利于防止休克以及伤者的运送。所有的四肢骨折、脊柱骨折都需要固定。

固定前需要准备木制或金属夹板、可塑性树脂夹板和充气性塑料夹板等；紧急情况时可就地取材，如树枝、木棍、木板、竹板等；也可将上肢与胸壁、下肢与对侧健肢固定在一起。另备纱布、毛巾、绷带、三角巾、棉垫等。同时需向伤者解释固定的目的、操作要点，取得伤者的理解与合作。先抗休克、止血、包扎，后固定。

（一）不同部位的固定方法

针对不同部位的骨折，具体方法如下：

1. 锁骨骨折

用敷料垫于两腋下前上方，骨折处放一薄垫，绷带从健侧背部经腋下、肩前、肩上绕至背后，再经患侧腋下、肩前、肩上绕至背后，使绷带在背后交叉呈 8 字形，缠绕 2～3 周后将绷带两端打结或用胶布粘贴好。

2. 肱骨骨折

在上臂外侧放一夹板，在骨折部位上下两端固定，再将前臂吊于胸前，最后用一块三角巾将上臂固定；如无夹板，可用一宽带将上臂固定。宽带的中央要正对骨折处，绕过胸部，在对侧腋下打结，再用三角巾将前臂吊起。

3. 前臂骨折

用两块合适的夹板，超过肘关节至腕关节的长度，置于断骨内外两侧，上下两端扎牢固定，然后屈肘 90°，用悬臂带吊起，呈功能位。

4. 大腿骨折

取一长夹板放在伤腿的外侧，长度自足跟至腰部或腋窝部，另用一夹板置于伤腿内侧，长度自足跟至大腿根部，然后用绷带或三角巾分段将夹板固定。

5. 小腿骨折

取长短相等的夹板（从足跟至大腿）两块，放在伤腿内外侧，分段扎牢；如无夹板，可置伤者于仰卧位，两下肢并紧，两脚对齐，然后将健侧肢体与伤肢固定在一起。在关节和两小腿之间的空隙处垫上棉花，以防止绑扎后骨折部弯曲。

6. 足部骨折

将夹板放于足底，用绷带或带子扎牢。

7. 脊椎骨折

凡受伤后，颈、背或腰等脊柱部疼痛或伴有肢体麻木者，不论有无明确骨折损伤，均不可任意搬动或扭曲脊柱。在明确诊断前，均按脊柱损伤处理原则进行，以免再损伤。

（1）颈椎骨折的固定：颈后枕部垫以软垫，头的两旁再用软垫固定，头部用绷带轻轻固定平卧在担架上，用钢丝夹板固定颈部，并使钢丝夹板与双肩绑扎固定。

（2）胸腰椎骨折的固定：伤者要平卧在垫有软垫的板床上，不宜高枕，腰椎骨折要在腰部垫以软枕，使伤者感到舒适，没有压迫感，预防压迫性褥疮。

8. 骨盆骨折

用三角巾或大被单折叠后环绕骨盆，亦可用宽腰围或腹带包扎固定骨盆，置担架或床板上，两膝半屈位（膝下或小腿部垫枕）。

（二）固定的注意事项

（1）如有休克，应先行抗休克处理；如有伤口和出血，应先止血、包扎，然后再固定骨折部位。

（2）在处理开放性骨折时，不可把骨折刺出端送回伤口内，以免造成感染。

（3）固定的目的是防止骨折断端移位，不是复位，对骨折畸形不要矫正拉直。对有明显成角畸形或压迫血管、神经的闭合性骨折，可先顺肢体纵轴轻轻手法牵引，初步改善性矫正后，再做外固定。对骨折尖端顶于皮下或即将穿破时，为避免形成开放性骨折，可手法牵引纠正成角及缩入少许减少张力后，再包扎固定。

（4）夹板的长度与宽度要与骨折的肢体相适应，其长度必须超过骨折的上、下两个关节，固定时除骨折上下两端外，还要固定上、下两关节。

（5）夹板不可与皮肤直接接触，其间应垫棉垫或其他的软质物品，尤其在夹板两端，骨突出部分和悬空部分应加一厚垫，防止受压或固定不妥。

（6）固定应松紧适度，以免影响血液循环。肢体骨折固定时，一定要将指端露出，以便随时观察末梢血液循环情况，如发现指（趾）端苍白、发冷、麻木、疼痛、浮肿或青紫，说明血运不良，应松开重新固定。

（7）固定中避免不必要的转运，不可强制伤者进行各种活动。

四、搬运

伤者通过现场急救后，在可能的情况下应尽快将伤者转送到医院，使其接受专科治疗和护理，以降低伤者的病死率和致残率。

存在以下情况的患者一般需要转运：

（1）需紧急转送医院手术或抢救治疗。

（2）交通事故现场人多，不利于急救，必须马上把受伤者转移到安全地方处理。

（3）火灾或煤气中毒现场、温度过高或温度过低的场所，对受伤者影响较大，易使病情恶化，必须马上转移到能进行急救处理的地方。

转运前需要评估伤者的病情和环境，确定搬运的方式，并准备好搬运的用具，如担架、轮椅、平车、固定物等。

（一）搬运的方法

1. 搬手搬运法

徒手搬运法又分单人搬运法和多人搬运法。

（1）单人搬运法。

①扶持法：对病情轻，能够站立行走的伤者可用此法。救护者站在伤者一侧，使伤者揽着救护者的头颈，然后救护者用外侧的手牵着伤者的手腕，另一手伸过伤者背部扶持他的腰，使其身体略靠着救护者，扶着行走，如图 4–27 所示。

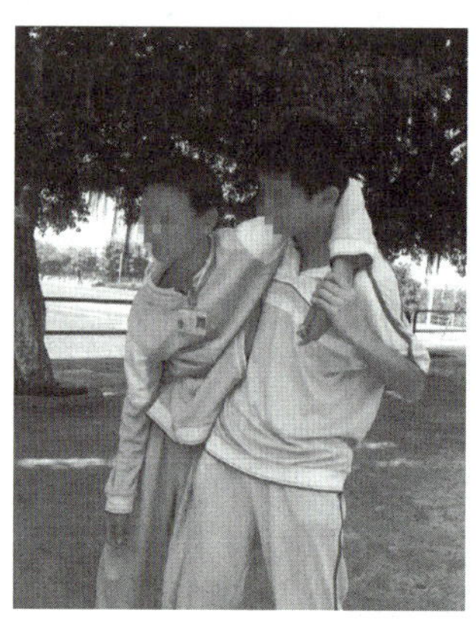
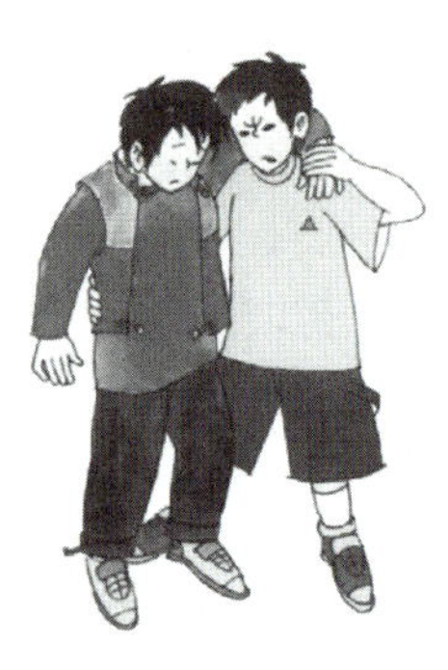

图 4–27 单人扶持法

②抱持法：伤者如能站立，救护者站于伤者的一侧，一手托其背部，一手托其大腿，将其抱起，伤者若有知觉，可让其一手抱住救护者的颈部。

③背负法：救护者站在伤者前面，呈同一方向，微弯背部，将伤者背起，如图 4–28 所示。如伤者卧于地上，不能站立，则救护者可躺在伤者一侧，一手紧握伤者的肩，另一手抱其腿，用力翻身，使其负于救护者背上，而后慢慢站起。

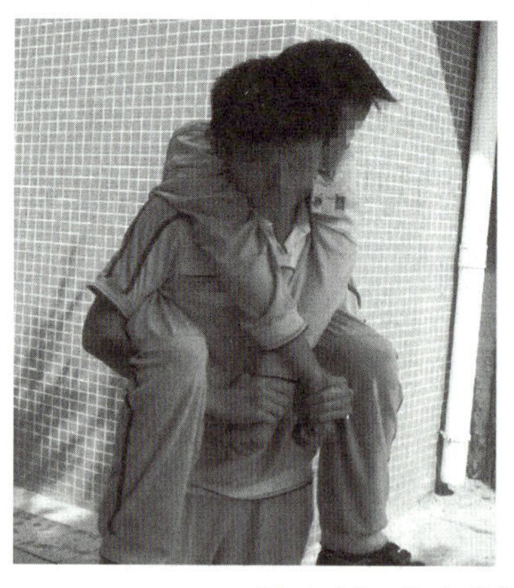
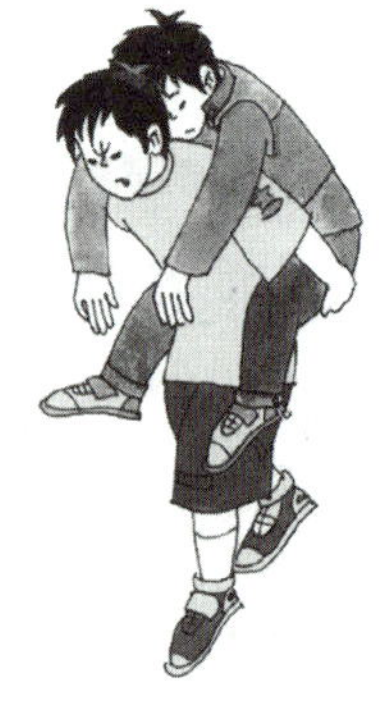

图 4–28 单人背负法

（2）双人搬运法 。

①椅托法：两个救护者在伤者两侧对立。一人以右膝跪地，另一人以左膝跪地，各以一手伸入伤者大腿之下而互相紧握，另一手彼此交替支持伤者背部。

②拉车式：两个救护者，一个站在伤者的头部，两手插到腋下，将其抱在怀内，另一个站在其足部，跨在伤者两腿中间，两人步调一致慢慢抬起，卧式前行。

③平抱 / 平抬法：两人平排，将伤者平抱，亦可两人一前一后、一左一右将伤者平抬。

（3）三人搬运或多人搬运法。

可以三人平排，将伤者抱起，齐步一致前进。六人可面对站立把伤者抱起。

（4）徒手搬运法的注意事项。

①徒手搬运过程中，动作要轻巧、敏捷、协调一致，避免震动，减少伤者痛苦。

②徒手搬运适用于转运路程较近、病情较轻的伤者。对路途较远的伤者，则应寻找合适的交通工具。

③胸部创伤伤者不宜采用背负法，以免胸部受压加重损伤。

2. 担架搬运法

（1）担架搬运方法。

由 3 ~ 4 人合成一组，将伤者移上担架。伤者头部向后，足部向前，这样后面抬担架的人，可以随时观察伤者病情的变化。抬担架的人脚步、行动要一致，前面的开左脚，后面的开右脚，平稳前进。向高处抬时（如过台阶、过桥、上桥），前面的人要放低，后面的人要抬高，以使伤者保持在水平状态；下台阶时则相反。

（2）担架搬运法的注意事项。

①一般伤者在担架上取平卧位。有恶心呕吐的伤者，应采取侧卧位以防止呕吐物吸入气管引起咳嗽或阻塞呼吸道造成窒息。对有颅脑损伤、昏迷等伤者，应将头转向一侧，以防舌根后坠或分泌物阻塞咽喉与气道。胸、肺部损伤者常有呼吸困难，可用支架或被褥将背部垫起或呈半坐位，减轻症状。

②对颅脑损伤者，应注意观察双侧瞳孔是否等大等圆，对光反射的情况等，如有异常应及时采取措施。

③为防止压疮发生，每隔 3 ~ 4 小时应翻身或调整体位一次，在骨突处适当地加以拍打按摩，并在该处加垫海绵、纱布等软物加以保护。

④为防止伤者疲劳，途中应定时休息，并利用休息时间查看伤者的体温、脉搏、呼吸、血压并进行必要的护理，协助伤者排大小便、进食、饮水、调整体位等。

⑤护送带有输液管、气管导管及其他引流管道的伤者，必须保证这些管道通畅，防止坠入、脱出、移位、扭曲、受压和阻塞等，必要时可指定专人观察和保护。

3. 轮椅搬运法

（1）轮椅搬运的方法。

将轮椅推至伤者床旁，使椅背与床尾平齐，面向床头。扶伤者坐起，穿好拖鞋，下地立于床边或坐在床缘等候。操作者站在轮椅背后，以双手扶压椅背，拉起两侧扶手旁的车闸，无车闸则一脚踏住椅背下面的横挡，以固定轮椅，使伤者坐下时不致前倾。嘱伤者扶住轮椅扶手，尽量靠后坐，勿向前倾或自行下车，以避免跌倒，支起踏板，将伤者双脚放在踏板上。如果伤者身体虚弱则操作者可到前方扶助伤者，或请另一位救护者协助坐在轮椅上。

（2）轮椅搬运的注意事项。

①伤者移动到轮椅上时，一定要固定好轮椅，以免轮椅移动造成伤者跌倒受伤。

②运送过程中，遇到地面不平整、上下坡、楼梯等处时，要控制好轮椅，以免轮椅翻倒摔伤伤者。

任务实施

外伤急救的操作程序和注意事项如表 4–2 所示。

表 4–2　外伤急救的操作程序和注意事项

操作步骤	操作程序	注意事项
操作前	评估与准备 ·评估伤者身体情况，有无意识不清，评估受伤部位及大概伤情。 ·根据伤员受伤部位准备所需止血、包扎、固定及搬运物品（橡皮止血带 1 根或充气止血带、剪刀 1 把、碘伏 1 瓶、棉签 1 包、绷带 1 卷、三角巾 1 块、无菌敷料 3 ~ 4 块、夹板 2 块、胶布 1 卷等）。 ·环境准备：环境安全。 ·向伤者说明目的，取得伤员的同意与合作，伤员取正确体位。 ·救治人员准备：立于或跪于伤者身体后面	·评估伤者情况时勿采取大喊大叫、摇晃等错误的方式。 ·伤者若有呼吸困难，应就地抢救，保持安静。 ·伤者若有大出血，应就地取材（选用毛巾、棉垫或衣物、树枝、竹板、木棒）及时止血
操作中	1. 安置体位 伤员取正确体位。 2. 止血 ·四肢大动脉出血：①先用棉垫、纱布、毛巾或衣物等作为垫衬物；②用橡皮止血带等扎在伤口的上方。 ·头部出血：在出血部位放置无菌敷料，将三角巾底边中点放于前额，底边经耳上向后拉至脑后，压紧顶角，再交叉绕至前额打结，将枕后顶角向上反折，嵌入底边。	·颅脑损伤意识清醒可取坐位或半卧位或侧卧位，胸部损伤取半卧位或坐位，腹部损伤取仰卧位、屈曲下肢，昏迷患者一般取仰卧位，头转向一侧或侧卧位。 ·止血带不能直接缠在皮肤上，禁止用电线、铁丝、绳索代替止血带。

（续上表）

操作步骤	操作程序	注意事项
操作中	3. 包扎 ·根据患者病情及受伤部位选择正确的包扎方法。 ·绷带包扎：环形法、螺旋法、蛇形法、螺旋反折法、8 字形法、回反法等。 ·三角巾包扎法：头顶部包扎、头部风帽式包扎、面部包扎、胸背部包扎等。 4. 固定 ·根根据患者受伤部位合理选择夹板，放置方法和位置正确。固定时肢体采取功能位，采用夹板、三角巾、绷带或者就地取材，夹板长度应与肢体长度相适应，下肢必须超出骨折上下两个关节，分在骨折两端、关节上下固定，空隙、易受压处要加衬垫。 5. 搬运 ·根据患者受伤部位和现场实际情况选择最佳的运送工具及辅助工具（约束带等），搬运患者时动作轻稳，协调一致，确保患者安全、舒适。怀疑脊柱损伤者，应固定在硬质担架上并保持脊柱伸直再搬运。尽量使患者靠近搬运者。搬运时患者头部向后，足部向前，既保证患者头部血液供应不受搬运影响，又便于救护人员观察病情	·为防止肢体缺血坏死，一般情况下，扎止血带的时间不超过 4 h，每隔 60 min 松开 1 ~ 2 min。 ·自远心端向近心端包扎，骨突处及皮肤皱褶处予以衬垫保护，肢体末端不予以包扎，以便观测末梢循环。 ·夹板固定时，不与皮肤直接接触，伤口有出血，应先止血包扎后再固定。 ·搬运过程中应把患者的不适降到最低。对骨折患者应在平车上垫木板，并固定好骨折部位再搬运
操作后	风险防范 ·在平时的健康教育中，应注重生活及疾病相关知识的健康指导： ①止血时帮助患者取舒适体位，嘱患者患肢制动； ②包扎和固定后注意观察肢体末梢血运、感觉和运动以及被包扎肢体疼痛、肿胀变化情况，及时调整松紧度； ③搬运过程中有安全及病人隐私保护意识； ④搬运患者过程中保证输液和引流的通畅，观察病情变化	

知识拓展

头皮损伤

头皮是颅脑部防御外界暴力的表面屏障，具有较大的弹性和韧性，对压力和牵张力均有较强的抗力。故而暴力可以通过头皮及颅骨传入颅内，造成脑组织的损伤，而头皮却完整无损或有轻微的损伤。头皮的表层毛发浓密、血运丰富，皮下组织结构致密，有短纤维隔将表层、皮下组织层和帽状腱膜层连接在一起，三位一体不易分离，其间富含脂肪颗粒，有一定保护作用。帽状腱膜与颅骨骨膜之间有一疏松的结缔组织间隙，使头皮可以滑动，故有缓冲外界暴力的作用。头皮损伤一般预后良好，头皮撕脱伤由于创面大、出血多，极易发生休克。婴幼儿帽状腱膜下血肿严重时遍及整个头颅穹窿部血肿边界与帽状腱膜附着边缘，出血多时可并发休克。

同步练习

请扫描下方二维码获取本任务练习题。

任务评价

自我检测单

姓名：	专业：　　班级：　　学号：
任务分析	损伤发生的常见原因：
	动静脉出血以及有无关节脱位、骨折的识别：
	头部损伤的主要特点：

（续上表）

任务实施	操作前：评估与准备	
	操作中：头部外伤伤者的现场急救处理	
	操作后：风险防范	

思考实践

1．生活中对发生呼吸道异物的患者应做出怎样的正确即时处理？
2．正确包扎伤口的方法有哪些？
3．如何对外伤患者施行正确的现场紧急救护？

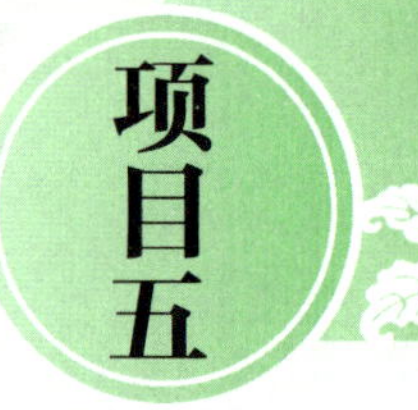

项目五 常见症状和体征的急救

项目概述

在人们的日常生活中均会遇到不同的意外，存在一定的危险，有的还会危及生命。

症状是患者在机体功能异常时，主观感受到的不适、病态改变或痛苦的体验，如高热、窒息、呕吐、跌倒等。

周密的预防是防止意外事故的关键，及时妥善应对突发的症状，学会相应的急救处理，最大限度地降低症状对人体的影响。

本项目重点学习晕厥、出血和跌倒三个常见症状和体征的急救处理方法，共8学时。

学习目标

1. 知识目标

（1）熟知发生晕厥、出血和跌倒的表现。

（2）叙述晕厥、出血和跌倒的急救原则。

（3）说出晕厥、出血和跌倒的常见原因。

2. 能力目标

（1）能正确完成晕厥患者的急救处理。

（2）能正确完成出血患者的急救处理。

（3）能正确完成跌倒患者的急救处理。

3. 素养目标

（1）具有“时间就是生命”的急救意识和应变能力。

（2）具有冷静、果断地发现问题和解决问题的能力。

（3）具有慎独修养和关爱、同情患者的人文观念。

在线预习

扫描下方二维码可阅读了解本项目思维导图。

任务一 晕厥患者的急救

任务情境

患者，女性，25 岁，发热 1 周，胸闷 2 d，就诊当日中午在家抱着孩子玩耍时突然晕厥，跌倒在地，当即被人发现，意识不清，不省人事，无抽搐及大小便失禁。患者产后 100 d，正在哺乳，平素体健。入院查：T 37 ℃，BP 100/65 mmHg，P 65 次 /min，R 20 次 /min，可闻及期前收缩，无杂音。ECG 示频发室性期前收缩。

任务：1. 请分析其晕厥的原因。

2. 晕厥的危害有哪些？

任务描述

晕厥指的是由于短暂的脑组织灌注降低而导致的一过性意识丧失，以快速发作、短时间和自发性完全恢复为特点。发作时患者肌张力丧失倒地或不能保持正常姿势，可于短时间内自行恢复，有时可出现逆行性遗忘。

部分晕厥有先兆症状，但更多的是意识丧失突然发生，无先兆症状。

晕厥是一种常见急症，可能发生于老年人和年轻人，可能偶尔发生或频繁发作，可能预后良好或致死。

一、晕厥的病因

1. 血管舒缩障碍

见于单纯性晕厥、体位性低血压、颈动脉窦综合征、排尿性晕厥、咳嗽性晕厥及疼痛性晕厥等。

2. 心源性晕厥

见于严重心律失常、心脏排血受阻及心肌缺血性疾病等，如阵发性心动过速、病态窦房结综合征、高度房室传导阻滞等，最严重的是阿－斯综合征。

3. 脑源性晕厥

见于脑动脉粥样硬化、短暂性脑缺血发作、偏头痛、慢性铅中毒性脑病等。

二、晕厥的表现

1. 反射性晕厥

即正常的心血管反射被突然阻断，导致血压降低和一过性脑缺血，经常发生于体弱人群，在发作前常表现为大汗、恶心等前驱症状。

2. 直立性低血压性晕厥

因变换姿势导致血压迅速而显著地降低。此类晕厥多在体位明显改变后的 3 min 内出现。

3. 心源性晕厥

（1）心律失常性晕厥。各类器质性心脏病导致的心功能损害，或药物诱发的心律失常。

（2）器质性心脏病或心肺疾患所致的晕厥，如梗阻性心脏瓣膜病、急性心肌梗死等。

三、晕厥的急救处理

1. 急救原则

确诊晕厥的病因对治疗至关重要，明确病因，评估晕厥，尽可能针对病因和机制进行治疗，预防和减少复发，防止晕厥反复发作发生意外。

2. 现场急救处理

（1）立即将患者平卧，头部稍低，脚抬高，同时松解衣扣。并保持患者所在场所通风，最大限度地保持大脑血液和氧的供应，避免脑组织缺血过度而导致脑功能损伤。

（2）尽可能地识别和处理原发病。

（3）如患者呕吐，将其头偏向一侧，以免呕吐物吸入气管。

四、晕厥的健康指导

（1）维持良好的心态和情绪，避免过激情绪刺激。注意饮食，避免食用可导致原发病加重的食物，少食刺激性食物。注意休息，保障充足的睡眠。

（2）积极治疗原发病，了解引起晕厥的诱因，注意识别晕厥先兆，如面色苍白、出冷汗、呼吸困难等，一旦出现这些症状立即就地休息，必要时医院就诊。

任务实施

晕厥患者的急救操作程序和注意事项如表 5-1 所示。

表 5-1　晕厥患者的急救操作程序和注意事项

操作步骤	操作程序	注意事项
操作前	评估与准备 ·评估患者身体情况，有无晕厥产生。 ·呼喊附近其他人员，就地取材，迅速备物：清洁手帕或小毛巾、牙刷或小勺、可针刺人中的钝性物品（如金针、圆头发夹等）。 ·环境准备：环境安全，阴凉通风。 ·救治人员准备：立于或跪于患者身体一侧	·评估患者情况时勿采取大喊大叫、摇晃等错误的方式。 ·患者若有晕厥发作，应就地抢救，保持安静，避免声、光等刺激和一切不必要的检查
操作中	1. 安置体位 ·立即安置患者至阴凉通风环境中，置患者于头低足高位。 2. 保持呼吸道通畅 ·解开或脱去外衣，及时清除口、鼻、咽部分泌物，使头偏向一侧。 3. 病情观察 ·注意观察患者的体温、脉搏、呼吸、瞳孔和神志的变化。 4. 及时送医 ·经现场救治后若症状无缓解，应立即拨打 120 急救电话，有条件时应迅速送往就近医院抢救治疗	
操作后	风险防范 ·健康教育中，应注重生活及疾病相关知识的健康指导，减少晕厥的发生	

同步练习

请扫描下方二维码获取本任务练习题。

知识拓展

晕厥的中医急救方法

发生晕厥时，按压或针刺下列穴位可救命。

1. 人中穴：用拇指末端按压或针刺鼻子下方嘴唇上方的水沟处的人中穴。

2. 手 / 脚十宣穴：用针刺破十个手指头指尖或十个脚趾尖，挤出血。无针时也可以用拇指指甲盖用力按压。

3. 涌泉穴：针刺或用力按压足底足前部凹陷处，约足底第二、三趾趾缝纹头端与足跟连线的前 1/3 与后 2/3 交点处。

4. 百会穴：针刺或用力按压左耳耳尖到右耳耳尖沿着头顶划一条虚拟的曲线和头部正中线相交处。

任务评价

自我检测单

姓名：	专业： 班级： 学号：
任务分析	晕厥发生的常见原因：
	晕厥的症状：
	晕厥的主要特点：

（续上表）

任务实施	操作前：评估与准备	
	操作中：晕厥患者的现场急救处理	
	操作后：风险防范	

任务二 出血患者的急救

任务情境

患者，男性，21 岁。慢性咳嗽伴咳脓痰 6 年，反复咳血 2 年入院。2 d 前患者出现明显咳嗽，随即出现口吐鲜血，量为 650 mL。查体：T 37.6 ℃，R 32 次 /min，P 71 次 /min，营养欠佳，喘息状，双肺对称性呼吸音减低，散在干啰音。

任务：患者是何种形式的出血？出血时的正确处理方法是什么？

任务描述

血管内的血液流出血管外的状态，称为出血。流出的血液逸入体腔或组织内者，称为内出血。血液流出体外称为外出血。常见的出血有咯血、呕血、便血、颅内出血、鼻腔出血、牙龈出血、关节出血、眼底出血等。这里主要描述咯血和便血。

一、咯血

咯血是指喉以下呼吸道或肺组织出血经口腔咯出。小量咯血指 24 h 内咯血量＜ 100 mL。大咯血是指 24 h 内咯血量≥ 500 mL 或一次 300 ~ 500 mL。严重的大咯血可因窒息引起死亡。大咯血患者需积极抢救和处理，尽可能改善患者预后。

（一）咯血的病因

（1）支气管疾病，如支气管扩张、支气管肺癌等。

（2）肺部疾患，如肺结核、重症肺炎等。

（3）心血管疾病，如风心病、左心衰竭等。

（4）其他传染性疾病，如出血热等。

（二）咯血的临床特征

1. 年龄特征

（1）儿童：幼儿咯血注意是否为先天性心脏病；既往健康儿童突发咯血应注意异物吸入；少年儿童慢性咳嗽伴反复咯血、贫血者，注意特发性肺含铁血黄素沉着症。

（2）青壮年人：常见疾病为肺结核、支气管扩张。大咯血者较多见。

（3）中老年人：40 岁以上患者反复小量咯血、抗生素治疗效果不佳，须考虑支气管肺癌的可能，尤其是吸烟的男性。

2. 发病急缓

（1）急性咯血：多见于急性肺感染或肺栓塞等。

（2）慢性咯血：反复慢性咯血者多见于慢性支气管炎、肺结核、支气管扩张和支气管腺瘤等。

3. 咯血量

（1）小量咯血：常见于急性肺部病毒或细菌感染、浸润性肺结核、肺癌、肺寄生虫病、肺囊肿、严重二尖瓣狭窄和转移性肺癌。

（2）大量咯血：肺结核空洞、支气管扩张、急性肺脓肿早期、严重肺动脉高压等都有可能出现大咯血。

4. 颜色和性状

肺结核、支气管扩张、出血性疾病等咯血为鲜红色；大叶性肺炎、肺吸虫病则为铁锈色；克雷白杆菌肺炎咳砖红色胶冻样血痰；二尖瓣狭窄肺瘀血咯血一般为暗红色；左心衰竭肺水肿咳浆液性粉红色泡沫样血痰。

（三）咯血的急救处理

1. 急救原则

急诊处理取决于咯血的严重性和原发病情况。急诊处理目的是：立即止血、预防误吸和治疗原发病。需防止误吸窒息。

2. 现场急救

（1）立即保持气道通畅，防止误吸窒息。患者应取头低足高位，头可偏向一侧，已知出血部位时取患侧卧位，避免健侧肺血液吸入。大咯血患者需要急诊就医治疗。

（2）咳嗽明显的患者可半坐位，轻拍背部促进血块咳出，切勿憋气或吞咽血块。

（3）呼吸衰竭、不能自行由气道清除血块和气道梗阻者，行气管内插管。必要时应行机械通气。

（4）建立静脉通道，进行心肺复苏；交叉配血，预防失血性休克。

二、便血

消化道出血经肛门排出，粪便呈鲜红色、暗红色、柏油样，或粪便带血、混有血块时，称为便血。

通常，便血多为下消化道出血，是结肠、直肠出血的常见表现。便血的量和颜色与病变性质、部位、出血量、出血速度、肠蠕动快慢和血液在消化道停留的时间长短有关。病因、临床表现和急救方法详见项目八任务五“上消化道出血的急救”。

三、其他部位出血的预防和处理

（一）皮肤出血的预防和处理

保持床单平整，被褥轻软，衣着宽松，防止皮肤摩擦或肢体受压。注意避免肢体的碰撞或外伤。沐浴或清洗时避免水温过高和过于用力擦洗皮肤。肌内注射或静脉注射者，操作要轻柔，不扎止血带，不拍打静脉，不挤压皮肤，应尽可能选用小针头，注射后用消毒棉球充分压迫止血。

（二）鼻出血的预防和处理

勿用手指挖鼻孔；勿人为剥去鼻腔内血痂，常用棉签点少许石蜡油或抗生素软膏轻轻涂擦鼻腔，保持鼻腔湿度，防止干燥出血。鼻腔出血少，可用油纱条压迫止血；如果仍出血，需更换油纱条再填塞。

（三）口腔、牙龈出血的预防和处理

指导患者用软毛牙刷刷牙，忌用牙签剔牙，以防止牙龈损伤，定时用漱口液或生理盐水漱口。提供软而刺激性小的食物，避免有尖硬辛辣等刺激性的食物，以防口腔黏膜擦伤。牙龈渗血时，可用冷开水漱口，必要时用肾上腺素棉球或明胶海绵片贴敷牙龈，也可局部涂以止血粉。注意口腔卫生，及时用生理盐水或1%过氧化氢溶液清除口腔内陈旧血块，避免口腔异味而影响患者的食欲和心情；口腔黏膜出血时，用生理盐水棉签清洁口腔，已结痂的血块不宜擦掉，以免再出血。

（四）关节腔出血或深部组织血肿的预防和处理

（1）避免剧烈运动和各种创伤，选择安全的职业与工种，尽量杜绝肌注药物及各种手术。

（2）找出血肿和出血的部位，测量血肿范围，称量带血敷料的重量以估计出血量。

（3）指导患者卧床休息，抬高患肢，给予冰袋压迫止血。24 ~ 48 h后应改为热敷，以利于瘀血消散。

四、出血的健康指导

避免一切可引起出血的原因和诱因，注意防护，减少损伤。学会观察自身症状，发现出血先兆，及时处理，必要时立即就诊。

任务实施

出血患者的急救操作程序和注意事项如表 5–2 所示。

表 5–2 出血患者的急救操作程序和注意事项

操作步骤	操作程序	注意事项
操作前	评估与准备 ·评估患者身体情况，有无意识不清或明显的出血灶。 ·呼喊附近其他人员，或就地取材，迅速备物：清洁手帕或小毛巾、纱条、纱布、止血带等。 ·环境准备：环境安全，干净、阴凉通风。 ·救治人员准备：立于或跪于患者身体一侧	·评估患者情况时勿采取大喊大叫、摇晃等错误的方式。 ·患者若有大出血，应就地抢救，保持安静，避免声、光等刺激和一切不必要的检查
操作中	1. 安置体位 ·立即使患者脱离嘈杂环境，转移至阴凉通风处，置患者于合适体位。 2. 保持呼吸道通畅 ·解开或脱去外衣，暴露出血部位。 3. 判断病情 ·发现出血部位后迅速判断严重程度，判断病因后止血处理。开放性伤口出血，则迅速止血；出血量较大则立即拨打急救电话。 4. 适当补液 ·神志清醒者可给予少量白开水或饮料。 5. 病情观察 ·注意观察患者的体温、脉搏、呼吸、瞳孔和神志的变化。 6. 及时送医 ·经现场救治后若症状无缓解，应立即拨打 120 急救电话，有条件时应迅速送往就近医院抢救治疗	·患者若发生出血性休克，应迅速止血，立即送诊
操作后	风险防范 ·健康教育中，应注重生活及疾病相关知识的健康指导，减少出血的发生	

同步练习

请扫描下方二维码获取本任务练习题。

知识拓展

外伤出血急救方法

1. 如果血液颜色偏深或血液往外涌，考虑是静脉出血，压住静脉血管的远心端就能够止住血。

2. 如果出血是喷射样，并且鲜红色，这时候应考虑是动脉出血，一般压迫伤口的近心端就能够止住血。

3. 当我们分不清的时候，甚至于肌肉出血有渗出的时候，直接用纱布进行包扎，然后绷带再加压包扎止血。

任务评价

自我检测单

姓名：	专业： 班级： 学号：
任务分析	出血发生的常见原因：
	出血类型的识别：
	不同类型的主要特点：

（续上表）

任务实施	操作前：评估与准备	
	操作中：出血患者的现场急救处理	
	操作后：风险防范	

任务三 跌倒患者的急救

任务情境

李某，男性，70 岁，因胆囊炎入院。当天晚上 22：00 护士正常巡视病房，患者安睡中，于 22：10 忽然听到患者家属的呼喊，护士赶至床旁，发现患者跌倒在床边，立即测量生命体征，查看患者神志，同时通知医生，经过他科会诊及全面检查，初步诊断为左下肢肌肉轻微损伤。

任务：请问患者出现了什么情况？如何正确处理？

任务描述

跌倒是指突发、不自主、非故意的体位改变，倒在地上或更低的平面，国际标准跌倒分两类：①从一个平面至另一个平面的跌落；②同一平面的跌倒。

在生活中，一般最容易发生跌倒的地点是床边、浴室、厕所、医院走廊、楼梯、凹凸不平明显的路面；最容易发生跌倒的时间是晚上或半夜如厕时，清晨起床时，长时间洗热水澡、卧床、蹲坐后，持续上下楼梯时；最容易引起跌倒的活动是急于如厕或半夜上厕所的途中、疾走、下坡；最容易引起跌倒的药物是服用影响意识及活动的药物（镇静安眠药、麻醉止痛剂、抗高血压药、利尿药、降血糖药、扩血管药）；最容易发生跌倒的人群，主要是老年人，尤其是肢体平衡欠佳、患有心脑血管疾病、服用易致跌倒的药物、高估自己能力的人群。

跌倒多见于年龄≥65周岁的老年人，老人跌倒，轻则骨折，重则导致死亡。老人跌倒时第一时间急救很重要。

一、跌倒的原因

老年人容易跌倒的原因，主要有：①老年人的肌肉萎缩、肌力下降，导致关节硬化；②平衡感变差，走路步态不稳、重心不稳；③视觉中枢退化、视力下降；④听力下降。

思 政 元 素

积极应对人口老龄化

老年人依靠社会和家庭能够得到所需的生活照顾和经济、物质保证；老年人在日趋衰老或因病痛，其生活不能自理时，应得到家庭或社会的帮助和照顾。国家通过政策扶持、公共资源优化、社会养老教育加强等方面，逐步实现老有所养的愿景。跌倒多见于老年人，轻则引起老年人骨折，重则导致死亡。让老年人老有所养，得到良好的照料可以预防老年人跌倒。

二、跌倒的表现

（一）仰天摔跌

仰天摔跌头部着地。可能出现头部外伤，发生颅内血肿。头颅损伤可以当场出现神志变化、剧烈呕吐、耳鼻出血等；也可以当时意识清醒，在数天甚至数月后再出现剧烈头痛、呕吐、抽搐、昏迷等。

（二）臀部着地

臀部着地易发生髋部股骨颈骨折，可能间接外力冲击引起腰椎骨折，出现局部剧烈疼痛。有些老人痛觉不敏感，骨折两端成角相嵌，甚至还可起立行走，但出现跛行。

（三）向前扑倒

如果向前扑倒，常可引起股骨骨干、髌骨及上肢前臂骨折，局部疼痛，明显肿胀，甚至出现创口。

三、发生跌倒的急救处理

（一）急救原则

判断跌倒的原因，识别患者的基本情况，无法确定身体损伤部位时尽量在原地保持姿势，防止二次损伤。尽可能避免搬动患者，禁止抱住患者的身体摇晃，可小心地将其头面部偏向一侧，以防止其呕吐物误入气管而发生窒息。

（二）现场急救处理

（1）发现突然跌倒时，切不可急于搀扶，否则会加重损伤。如因脑出血或蛛网膜下腔出血而跌倒的老年人，若立即将其扶起，会加重其出血的症状，使其病情急速恶化。

（2）判断跌倒是否因猝死导致。平素健康或病情稳定的老年人，若突然出现意识丧失、大动脉搏动消失，应视为猝死。对发生猝死的患者应立即使其平卧在地面上，严禁搬动。同时立即实施心肺复苏术，并拨打120急救电话。

（3）老年人摔跌易发生骨折，某些骨折如股骨颈相嵌性骨折、脊椎骨折等除疼痛外其余骨折表现不明显，如果勉强扶持站立，搬动时姿势不当，可使病情加重。特别是脊椎骨折，可以损伤脊髓导致截瘫。所以老年人跌倒后，应先协助其慢慢滚转到硬木板上，仰卧位。

（4）及时判断跌倒后是否发生骨折。当老年人跌倒后发生骨折时也无须急于将其扶起，处理不当会加重其损伤和骨骼错位，导致无法挽回的残疾。

（5）其他部位骨折，条件允许可用两条木板夹住骨折部位，在上、中、下三部位用绷带固定。

（6）头颅损伤有耳鼻出血者，无须用纱布、棉花、手帕去堵塞，否则可导致颅内高压，并继发感染。

（7）有心脑血管疾病、糖尿病等慢性病的老年人跌倒需警惕短暂性脑缺血、脑卒中。脑卒中常表现为头昏、眩晕、一侧肢体无力、偏瘫、运动障碍等。

（8）有创口者，应用洁净毛巾、布单把创口包好，再用夹板固定，送附近医院诊治。

四、防跌倒的健康指导

（一）预防

提高危机意识、注意周边环境和设施的安全。

（二）健康指导

跌倒口诀

老年健康齐关注，预防跌倒是首要
衣食住行和用药，各有各的小诀窍
衣服宽松又合身，穿鞋防滑不硌脚
拐杖长度要适中，手柄简单握得牢
饮食均衡须保持，补充钙质强骨骼
居住环境须留神，家具摆放要固定
小猫小狗挂铃铛，时常擦地保干燥
上下楼梯抓扶手，小心路上瓜果皮
步态平稳更放心，人多路滑请绕道
太累停下歇歇脚，合理锻炼才有意
身体不适找医生，听取医嘱再用药
了解药物副作用，吃药不能太随意
年纪大了要服老，健康心态很重要
量力而为莫强行，避免大意和急躁
老年安全是第一，处处留心防跌倒
预防措施铭记心，健康生活乐陶陶

任务实施

跌倒患者的急救操作程序和注意事项如表 5-3 所示。

表 5-3　跌倒患者的急救操作程序和注意事项

操作步骤	操作程序	注意事项
操作前	评估与准备 ·评估患者身体情况，有无意识不清和明显的外伤。 ·呼喊附近其他人员，就地取材，迅速备物：直木板或绷带、靠椅、靠垫等。 ·环境准备：环境安全，阴凉通风。 ·救治人员准备：立于或跪于患者身体一侧	·评估患者情况时勿采取大喊大叫、摇晃等错误的方式。 ·不要随意搬动患者，应就地抢救，保持安静，避免声、光等刺激和一切不必要的检查

（续上表）

操作步骤	操作程序	注意事项
操作中	1. 安置体位 ·根据患者实际情况摆放体位，如发现骨折，尽量不要移动，以免发生二次损伤。 2. 保持呼吸道通畅 ·解开或脱去外衣，骨折患者可以简单固定局部。 3. 病情观察 ·注意观察患者的体温、脉搏、呼吸、瞳孔和神志的变化。 4. 及时送医 ·经现场救治后若症状无缓解，应立即拨打120急救电话，有条件时应迅速送往就近医院抢救治疗	
操作后	风险防范 ·在平时的健康教育中，应注重生活及疾病相关知识的健康指导，减少跌倒的发生	

知识拓展

预防跌倒“十知道”

1. 行动不便、虚弱、无法自我照顾、智力下降的患者，请家属在旁陪伴，协助活动。
2. 下床时请慢慢起来，特别是服用了如降压药、安眠药等，更应该注意。
3. 保持地面干净，如地面弄湿，应及时处理。
4. 将物品收纳于柜中，保持走道通畅。
5. 卧床时请拉起床栏，特别是患者躁动不安、意识不清时。
6. 请穿合适尺码的衣裤，以免绊倒。
7. 将生活用品放在容易取到的地方。
8. 病房保持灯光明亮，使行动更方便。
9. 上厕所时如需要帮忙，请按呼叫铃。

同步练习

请扫描下方二维码获取本任务练习题。

任务评价

<table>
<tr><th colspan="3">自我检测单</th></tr>
<tr><td colspan="3">姓名：　　　　专业：　　　　班级：　　　　学号：</td></tr>
<tr><td rowspan="2">任务分析</td><td colspan="2">跌倒发生的常见原因：</td></tr>
<tr><td colspan="2">跌倒的识别：</td></tr>
<tr><td>任务分析</td><td colspan="2">跌倒的主要特点：</td></tr>
<tr><td>任务实施</td><td>操作前：评估与准备</td><td></td></tr>
<tr><td></td><td>操作中：跌倒患者的现场急救处理</td><td></td></tr>
<tr><td></td><td>操作后：风险防范</td><td></td></tr>
</table>

思考实践

1. 生活中对出血的患者正确的即时处理措施有哪些?
2. 如何帮助跌倒的患者摆放正确的体位?
3. 怎样正确指导窒息患者进行有效呼吸和咳嗽?
4. 如何对晕厥患者施行正确的现场紧急救护?

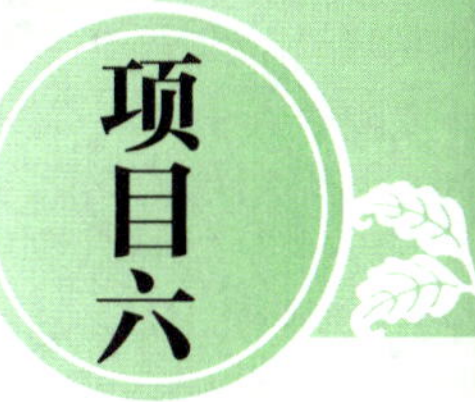

项目六 常见中毒的急救

项目概述

中毒是指进入人体的化学物质达到中毒量，产生组织和器官损害引起的全身性疾病。

学习中毒性疾病的目的在于了解毒物、中毒途径和引起人体发病的规律，掌握和运用这些知识可以指导预防和诊治疾病。

本项目重点学习有机磷农药中毒、一氧化碳中毒、酒精中毒、常见镇静催眠药中毒和毒鼠药中毒等五个常见的中毒急救处理方法，共10学时。

学习目标

1. 知识目标

（1）熟知发生有机磷农药中毒、一氧化碳中毒、酒精中毒、常见镇静催眠药中毒及毒鼠药中毒时患者的表现。

（2）叙述有机磷农药中毒、一氧化碳中毒、酒精中毒、常见镇静催眠药中毒及毒鼠药中毒的急救原则。

（3）说出有机磷农药中毒、一氧化碳中毒、酒精中毒、常见镇静催眠药中毒及毒鼠药中毒的常见原因。

2. 能力目标

（1）能正确完成有机磷农药中毒患者的急救处理。

（2）能正确完成一氧化碳中毒患者的急救处理。

（3）能正确完成酒精中毒患者的急救处理。

（4）能正确完成常见镇静催眠药中毒及毒鼠药中毒患者的急救处理。

3. 素养目标

（1）具有“时间就是生命”的急救意识和应变能力。

（2）具有冷静、果断地发现问题和解决问题的能力。

（3）具有慎独修养和爱伤观念。

在线预习

扫描下方二维码可阅读了解本项目思维导图。

任务一 有机磷农药中毒患者的急救

任务情境

张女士，35 岁，昏迷 1 h。患者 1 h 前因和家人不和，自服药水 1 小瓶，把药瓶打碎扔掉，被人发现时每 5 min 患者腹痛、恶心，并呕吐一次，吐出物大蒜味，逐渐神志不清，急送来医院急诊，病后大小便失禁，出汗多。既往体健，无肝、肾、糖尿病史，无药物过敏史，月经史及家族史无特殊。

任务：请问张女士可能出现了什么危险？你如何立即正确处理该情况？

任务描述

中毒是指进入人体的化学物质达到中毒量，产生组织和器官损害引起的全身性疾病。引起中毒的化学物质称为毒物。根据毒物来源和用途分为工业性毒物、药物、农药、有毒动植物。

有机磷农药中毒在内科各种中毒病例中占第一位，口服有机磷农药中毒病死率高达 10.39% ~ 20.00%，严重影响人民群众的身体健康。

一、有机磷农药中毒发生的原因

1. 职业中毒

在生产过程中，接触有毒的原料、中间产物或成品，如果不注意劳动保护，即可发生中毒。在保管、使用和运输过程中，如不遵守安全防护措施也会发生中毒。

2. 生活中毒

误食、意外接触毒物、用药过量、自杀或谋害等情况下，过量毒物进入人体都可引起中毒。

思政元素

绿水青山就是金山银山

党的二十大指出："我们坚持绿水青山就是金山银山的理念"，"生态环境保护发生历史性、转折性、全局性变化，我们的祖国天更蓝、山更绿、水更清"。农药对生态系统影响很大，施用农药时做到专药专用，尽量准确量取所需的农药用量，远离水源、居民等场所配制农药，保护生态环境，减少环境污染，坚持可持续发展。

二、有机磷农药中毒的临床表现

急性中毒发病时间与毒物种类、剂量和侵入途径密切相关。经皮肤吸收中毒，一般在接触后 2 ~ 6 h 发病，口服中毒后 10 min 至 2 h 内出现症状。中毒症状一旦出现，病情发展迅速。

1. 急性胆碱能危象

（1）毒蕈碱样症状：又称 M 样症状，最早出现。主要是副交感神经末梢兴奋所致，表现为平滑肌痉挛和腺体分泌增加。临床表现为恶心呕吐、腹痛、多汗、流泪、流汗、流涕、流涎、腹泻、尿频、大小便失禁、心跳减慢和瞳孔缩小。可有支气管痉挛和分泌物增加、咳嗽、气促，严重患者出现肺水肿，可用阿托品对抗。

（2）烟碱样症状：又称 N 样症状，和乙酰胆碱在横纹肌神经肌肉接头处过度蓄积和刺激有关。使面、眼睑、舌、四肢和全身横纹肌发生肌纤维颤动，甚至全身肌肉发生强直性痉挛。患者常有肌束颤动、牙关紧闭、抽搐、全身紧束压迫感，而后发生肌力减退和瘫痪，呼吸肌麻痹引起周围性呼吸衰竭。这类症状不能用阿托品对抗。

（3）中枢神经系统症状：中枢神经系统受乙酰胆碱刺激后有头晕、头痛、疲乏、共济失调、烦躁不安、谵妄、抽搐和昏迷等表现。

2. 中毒后"反跳"

某些有机磷农药如乐果和马拉硫磷口服中毒，经急救后临床症状好转，可在数日至 1 周后突然急剧恶化，重新出现有机磷急性中毒的症状，甚至发生肺水肿或突然死亡，此为中毒后“反跳”现象，与残留在皮肤、毛发和胃肠道的有机磷农药重新吸收或解毒药停用过早有关。

三、发生有机磷农药中毒的急救治疗

1. 迅速清除毒物

（1）立即使患者脱离中毒现场，运送至空气新鲜处，脱去污染衣服。

（2）清洗：用微温的生理盐水或肥皂水彻底清洗污染的皮肤、毛发、外耳道、手部，不用热水洗。眼部污染时，除敌百虫污染必须用清水冲洗外，其他均可先用2%碳酸氢钠溶液冲洗，再用生理盐水彻底冲洗，清洗时间至少持续10 min，洗后滴入1%阿托品滴眼液1～2滴。

（3）洗胃：口服中毒者用清水、2%碳酸氢钠溶液或1∶5 000高锰酸钾溶液（对硫磷忌用）反复洗胃，并保留胃管24 h以上，直至洗清为止。

（4）导泻：从胃管注入硫酸钠20～40 g（溶于20 mL水）或注入20%甘露醇250 mL进行导泻治疗以抑制毒物吸收，促进毒物排出。

洗胃和导泻普通人不能实施和操作，必须由医院专业人员完成。

2. 紧急复苏

急性有机磷杀虫药中毒常会引起肺水肿、呼吸肌麻痹、呼吸衰竭而死亡。一旦发生以上情况，应紧急采取复苏措施，及时有效地清除呼吸道分泌物，施行气管插管和气管切开以保持呼吸道通畅。心搏骤停的患者立即进行心肺复苏。

3. 解毒剂的应用

解毒剂的应用原则是早期、足量、联合、重复用药。

四、有机磷农药中毒的健康指导

（1）普及预防有机磷农药中毒的相关知识。如喷洒时戴好帽子、口罩和手套，加强个人防护；农药器具要专用，严禁装食品、牲口饲料；低毒农药如乐果喷洒后的瓜果蔬菜，至少相隔2周后才可食用。

（2）患者出院后在家休息2～3周，仍需按时服药。

（3）对服毒自杀者，指导患者应对压力的方法，并获得家庭和社会的支持。

任务实施

有机磷农药中毒急救的操作程序和注意事项如表6–1所示。

表 6-1 有机磷农药中毒急救的操作程序和注意事项

操作步骤	操作程序	注意事项
操作前	评估与准备 ·评估患者身体情况，有无意识不清。 ·呼喊附近其他人员就地取材，迅速备物：清洁手帕或小毛巾、温热的生理盐水或肥皂水。 ·环境准备：环境安全，宽敞明亮。 ·救治人员准备：立于或跪于患者身体一侧	·评估患者情况时勿采取大喊大叫、摇晃等错误的方式
操作中	1. 安置体位 ·立即将患者运离中毒现场。对于清醒患者取坐位，对于意识不清患者取平卧位，头偏向一侧。 2. 保持呼吸道通畅 ·保持呼吸道通畅，及时清除呼吸道的分泌物。 3. 迅速清洗 ·用微温的生理盐水或肥皂水彻底清洗污染的皮肤、毛发、外耳道、手部等，眼部污染时，立即冲洗干净。 4. 催吐 ·口服中毒者，指患者每次饮温开水 300～500 mL 用压舌板或勺子刺激舌根催吐，反复进行，直至吐出的液体澄清无味。 5. 病情观察 ·注意观察患者的体温、脉搏、呼吸、瞳孔和神志的变化，一旦发生心搏骤停，应立即行心肺复苏。 6. 及时送医 ·应立即拨打 120 急救电话，有条件时应迅速送往就近医院抢救治疗	·不能用热水洗。 眼部污染时除敌百虫污染必须用清水冲洗外，其他均可先用 2% 碳酸氢钠溶液冲洗，再用生理盐水彻底冲洗至少 10 min。 ·对于意识不清的患者禁止催吐
操作后	风险防范 ·在平时的健康教育中，应注重预防有机磷农药中毒相关知识的健康指导，减少中毒的发生	

同步练习

请扫描右方二维码获取本任务练习题。

任务评价

自我检测单

<table>
<tr><td colspan="3">姓名：　　　　　　专业：　　　　　　班级：　　　　　　学号：</td></tr>
<tr><td rowspan="3">任务分析</td><td colspan="2">有机磷农药中毒发生的常见原因：</td></tr>
<tr><td colspan="2">有机磷农药中毒的识别：</td></tr>
<tr><td colspan="2">有机磷农药中毒的主要特点：</td></tr>
<tr><td rowspan="3">任务实施</td><td>操作前：评估与准备</td><td></td></tr>
<tr><td>操作中：有机磷农药中毒患者的现场急救处理</td><td></td></tr>
<tr><td>操作后：风险防范</td><td></td></tr>
</table>

任务二 一氧化碳中毒患者的急救

任务情境

张女士，30 岁。早上被室友发现卧床不起，患者在房间使用煤炉，能闻到煤烟味。入院查体：T 39 ℃，P 80 次 / min，R 24 次 / min，BP 110 / 67 mmHg，神志不清，口唇黏膜樱桃红色，双肺呼吸音粗，可闻及痰鸣音及湿啰音，查体欠合作。

任务：张女士可能的诊断是什么？你到张女士家中现场急救，应采取哪些措施？

任务描述

在生产和生活中，含碳物质燃烧不完全时，产生一种无色、无臭、无味的气体，叫作一氧化碳（CO）。一氧化碳在自然界极为稳定，不能自行分解，也不被氧化，一旦人体吸入一定量的一氧化碳，就会引起中毒。人体经呼吸道吸入的空气中 CO 含量超过 0.01% 时，即可发生急性缺氧，严重者可因心、肺、脑缺氧衰竭而死亡，临床上称为急性一氧化碳中毒，俗称煤气中毒。

一、一氧化碳中毒发生的原因

在生产和建筑过程中，采矿、隧道放炮、铜铁冶炼、化肥生产制造等都可产生大量的一氧化碳。

在日常生活中，如生煤炉、烟筒堵塞漏气等，家用管道煤气，如煮沸液体溢出熄火，造成泄漏煤气时间较长，煤气热水器在浴室内的不当安装等，常在室内门窗紧闭、通风不良，产生大量浓度高的一氧化碳而导致中毒。

思 政 元 素

住有所居

党的二十大指出“深入贯彻以人民为中心的发展思想”，要“住有所居”。我们要做好预防一氧化碳中毒的宣传工作，通过入户走访、发放预警提示、实地查看等多种形式对取暖设施进行检查；通过微信群、现场讲解等方式进行宣传教育，讲解如何预防一氧化碳中毒初期的处理方法，切实增强预防一氧化碳中毒的知识。

二、一氧化碳中毒的临床表现

急性一氧化碳中毒的症状轻重与空气中的一氧化碳浓度、接触时间长短、患者的健康情况有关，通常分为三度。

1. 轻度中毒

常表现为头痛、头晕、头胀、耳鸣、恶心、呕吐、心悸、站立不稳，有短暂的意识模糊。

2. 中度中毒

除轻度中毒症状加重外，常表现为颜面潮红，口唇呈樱桃红色，脉快多汗，步态蹒跚，嗜睡，甚至昏迷。

3. 重度中毒

昏迷，大小便失禁，四肢厥冷，口唇苍白或紫绀，大汗，体温升高，血压下降，瞳孔缩小、不等大或扩大；呼吸浅表或出现潮式呼吸。可发生严重并发症，如脑水肿、肺水肿、心肌损害、休克、酸中毒及肾功能不全等。

三、发生一氧化碳中毒的急救处理

当发现室内有人一氧化碳中毒后，不可盲目进入，施救者必须迅速按下列程序进行救助：

1. 开门窗通风

帮中毒患者脱离现场，转移到通风良好的地方，注意患者的保暖；解开患者的衣领及腰带，保持呼吸顺畅；同时呼叫救护车，送到有高压氧舱设备的医院进行救治。

2. 切断毒气来源

进入一氧化碳浓度较高环境施救时严禁携带明火。煤气浓度过高时，按响门铃、打开室内电灯产生的电火花均可能引起爆炸。

四、一氧化碳中毒的健康指导

（1）应广泛宣传室内用煤火时应有安全设置（如烟囱、小通气窗、风斗等），普及煤气中毒可能发生的症状和急救常识，煤炉烟囱安装要合理，没有烟囱的煤炉，夜间要放在室外。

（2）不使用淘汰热水器，如直排式热水器和烟道式热水器，这两种热水器都是国家明文规定禁止生产和销售的；不得自行安装、拆除、改装燃具。冬天冲凉时浴室门窗不要紧闭，冲凉时间不要过长。

（3）开车时，不要让发动机长时间空转；车在停驶时，不要过久地开放空调机；即使是在行驶中，也应经常打开车窗，让车内外空气产生对流；感觉不适即停车休息；驾驶或乘坐空调车如感到头晕、发沉、四肢无力时，应及时开窗呼吸新鲜空气。

（4）在可能产生一氧化碳的地方安装一氧化碳报警器。一氧化碳报警器是专门用来检测空气中一氧化碳浓度的装置，能在一氧化碳浓度超标的时候及时报警，有的还可以强行打开窗。

任务实施

一氧化碳中毒急救的操作程序和注意事项如表 6–2 所示。

表 6–2　一氧化碳中毒急救的操作程序和注意事项

操作步骤	操作程序	注意事项
操作前	评估与准备 · 评估患者身体情况，有无意识不清。 · 呼喊附近其他人员，迅速断绝煤气来源，开窗通风、换气。 · 环境准备：环境安全，阴凉通风。 · 救治人员准备：立于或跪于患者身体一侧	· 评估患者情况时勿采取大喊大叫、摇晃等错误的方式。 · 患者若有惊厥发作，应就地抢救，保持安静，避免声、光等刺激和一切不必要的检查
操作中	1. 安置体位 · 立即使患者脱离中毒环境，转移至空气清新地方，置患者于平卧位，使头偏向一侧。 2. 保持呼吸道通畅 · 解开衣扣，松开腰带保持呼吸道通畅，昏迷者及时清除口、鼻、咽部分泌物。 3. 迅速抢救 · 病情严重时，如发生呼吸、心搏骤停，立即进行心肺复苏。 4. 病情观察 · 注意观察患者的体温、脉搏、呼吸、瞳孔和神志的变化。 5. 及时送医 · 经现场救治后若症状无缓解，应立即拨打 120 急救电话，有条件时应迅速送往就近医院抢救治疗	注意保暖
操作后	风险防范 · 在平时的健康教育中，应注重生活及疾病相关知识的健康指导，减少一氧化碳中毒的发生	

同步练习

请扫描下方二维码获取本任务练习题。

任务评价

<table>
<caption>自我检测单</caption>
<tr><td colspan="3">姓名：　　　　专业：　　　　班级：　　　　学号：</td></tr>
<tr><td rowspan="3">任务分析</td><td colspan="2">一氧化碳中毒发生的常见原因：</td></tr>
<tr><td colspan="2">一氧化碳中毒的识别：</td></tr>
<tr><td colspan="2">一氧化碳中毒的主要特点：</td></tr>
<tr><td rowspan="3">任务实施</td><td>操作前：评估与准备</td><td></td></tr>
<tr><td>操作中：一氧化碳中毒患者的现场急救处理</td><td></td></tr>
<tr><td>操作后：风险防范</td><td></td></tr>
</table>

任务三 酒精中毒患者的急救

任务情境

李阿姨晚上回来发现老李躺在沙发上，呼之不应，脸色苍白，皮肤湿冷，口唇发紫，神志不清。呼气中有酒味，呼吸慢并有鼾声，李阿姨马上打120将其送至医院抢救。

任务：老李可能出现了什么危险？你如果在现场应该如何处理？

任务描述

酒精即乙醇，是无味、易燃、易挥发的液体，具有醇香气味，能和水及大多数有机溶剂混溶。一次饮入过量酒精或酒类饮料引起中枢神经系统由兴奋转入抑制的状态称为急性酒精中毒。

一、酒精中毒发生的原因

一次性摄入过量的酒精或酒类饮料是中毒的主要原因。

二、酒精中毒的临床表现

酒精中毒的临床表现因人而异，中毒症状出现迟早不同与饮酒量、血中乙醇含量相关，也与个体差异有关，一般分为如下三期。

1. 兴奋期

主要表现为头昏、乏力、自控力丧失、言语增多，有时粗鲁无礼，颜面潮红或苍白，呼出气带酒味。

2. 共济失调期

主要表现为动作不协调，步态蹒跚，动作笨拙，语无伦次，躁动，眼球颤动复视等。

3. 昏睡期

主要表现为沉睡，颜面苍白，体温下降，皮肤湿冷，心跳加快，严重者深度昏迷，二便失禁，可因呼吸衰竭及误吸而死亡。

三、发生酒精中毒的急救处理

1. 急救原则

休息，催吐洗胃，促进乙醇氧化，对抗中枢神经系统抑制，支持对症治疗。

2. 现场急救处理

（1）轻度中毒：只需要卧床休息，注意保暖，给予浓茶和咖啡醒酒。

（2）中度中毒：用生理盐水洗胃，以免残留于胃内的酒精被吸收。对于兴奋躁动者给予适当的约束；对于共济失调的患者应严格限制活动，以免摔伤或撞伤。

（3）重度中毒：出现烦躁、昏睡、脱水、抽搐、休克等。首先要保持气道通畅，确保没有呕吐物阻塞气道。若患者出现呕吐，立即将其置于侧卧位，让呕吐物流出。立即拨打120急救电话，有条件时应迅速送往就近医院抢救治疗。

四、酒精中毒的健康宣教

（1）向公众进行酗酒有害身体的宣传，长期酗酒可造成营养缺乏、肝硬化等。

（2）酒后驾车会导致人身公共安全的损害和财产的损失。

（3）对酗酒严重者应与家属配合监督其戒酒。

任务实施

酒精中毒患者急救的操作程序和注意事项如表6–3所示。

表6–3 酒精中毒患者急救的操作程序和注意事项

操作步骤	操作程序	注意事项
操作前	评估与准备 ·评估患者身体情况，有无意识不清，初步判断酒精中毒的程度。 ·呼喊附近其他人员就地取材，迅速备物：温开水、毛巾、勺子或者压舌板。 ·环境准备：环境安全，阴凉通风	·评估患者情况时勿采取大喊大叫、摇晃等错误的方式
操作中	1. 安置体位 ·若是轻度酒精中毒，协助患者卧床休息，注意保暖，给予醒酒汤。 ·若是中度酒精中毒，协助患者取坐位，置污物桶于患者座位前。 2. 饮温开水 ·指导中毒患者每次饮温开水300～500 mL。	·预防坠床。

（续上表）

操作步骤	操作程序	注意事项
操作中	3．进行催吐 ·用压舌板或勺子刺激舌根催吐，反复进行，直至吐出的液体澄清无味。 4．病情观察 ·注意观察患者的体温、脉搏、呼吸、瞳孔和神志的变化，一旦发生心搏骤停，应立即行心肺复苏。 5．及时送医 ·经现场救治后若症状无缓解，应立即拨打120急救电话，有条件时应迅速送往就近医院抢救治疗	·动作要轻柔
操作后	风险防范 ·在平时的健康教育中，应注重生活饮食相关知识的健康指导，减少酒精中毒的发生	

同步练习

请扫描下方二维码获取本任务练习题。

知识拓展

慢性酒精中毒

长期酗酒可以造成多系统损害。Wernicke（韦尼克）脑病是慢性酒精中毒常见的代谢性脑病，是维生素B缺乏导致的急症。临床表现为意识障碍（如谵妄）、眼肌瘫痪、外直肌麻痹、眼球震颤及平衡紊乱（前庭核受损）、共济失调（小脑皮质受损）等，如不及时抢救，病死率比较高。维生素B 100 mg静脉推注对该病治疗效果较好。

任务评价

自我检测单

<table>
<tr><td colspan="3">姓名：　　　　　专业：　　　　　班级：　　　　　学号：</td></tr>
<tr><td rowspan="3">任务分析</td><td colspan="2">酒精中毒发生的常见原因：</td></tr>
<tr><td colspan="2">酒精中毒程度的识别：</td></tr>
<tr><td colspan="2">酒精中毒的主要特点：</td></tr>
<tr><td rowspan="3">任务实施</td><td>操作前：评估与准备</td><td></td></tr>
<tr><td>操作中：酒精中毒患者的现场急救处理</td><td></td></tr>
<tr><td>操作后：风险防范</td><td></td></tr>
</table>

任务四 常见镇静催眠药中毒患者的急救

任务情境

小李，女性，20 岁，和家人争吵后服用安眠药，后被家属发现送来医院。入院查体：嗜睡，能唤醒但是语言含糊不清，意识不清。

任务：请问你遇见小李这种情况，应该如何处理？

任务描述

镇静催眠药物是中枢神经系统抑制药，具有镇静和催眠作用，小剂量时可使人处于安静或嗜睡状态，大剂量可使延髓等中枢麻醉。一次性大量使用可引起急性中毒。

一、镇静催眠药中毒发生的原因

服用过量镇静催眠药是中毒发生的主要原因。

二、镇静催眠药中毒的临床表现

1. 苯巴比妥类中毒

（1）轻度中毒：表现为嗜睡，可唤醒，有判断力和定向力障碍，步态不稳、言语不清、眼球震颤。各种反射存在，生命体征正常。

（2）中度中毒：表现为沉睡或昏迷状态，强烈刺激虽能唤醒，但不能言语，立即又沉睡，腱反射消失，呼吸浅而慢，血压仍正常，角膜反射、咽反射仍存在。

（3）重度中毒：表现为进行性中枢神经系统抑制，由嗜睡到深昏迷。呼吸抑制由呼吸浅而慢到呼吸停止。出现低血压、休克、低体温、肌张力下降、腱反射消失、胃肠蠕动减慢。长期昏迷患者可并发肺部感染、肺水肿、脑水肿、肾衰竭而威胁生命。

2. 苯二氮卓类中毒

中枢神经系统抑制较轻，主要症状是嗜睡、头晕、言语含糊不清、共济失调。很少出现严重的症状，如长时间深度昏迷和呼吸抑制等。

3. 非巴比妥非苯二氮卓类中毒

（1）格鲁米特中毒：意识障碍有周期性波动。有抗胆碱能神经症状，如瞳孔散大等。

（2）甲喹酮中毒：可有明显的呼吸抑制，出现锥体束征，如肌张力增强、腱反射亢进、抽搐等。

（3）甲丙氨酯中毒：常有血压下降。

4. 吩噻嗪类中毒

最常见表现为锥体外系反应：震颤麻痹综合征、静坐不能，急性肌张力障碍反应（如斜颈、吞咽困难、牙关紧闭等），还可以引起血管扩张、血压降低、心动过速、肠蠕动减慢。病情严重者可发生昏迷、呼吸抑制。

三、镇静催眠药中毒的急救处理

（1）迅速清除毒物，应用特效药，对症支持治疗。

（2）现场急救处理。

①迅速清除毒物：洗胃，口服中毒者早期用 1∶5 000 高锰酸钾溶液或清水或淡盐水进行洗胃；服药量过大者超过 6 h 仍需要洗胃。

②保持呼吸道通畅：仰卧位时头偏向一侧，防止痰液及呕吐物堵塞气道。

③呼救：立即拨打 120 急救电话，有条件时应迅速送往就近医院抢救治疗，并严密观察患者的意识状态。

四、镇静催眠药中毒的健康宣教

（1）向失眠者宣教导致睡眠紊乱的原因及避免失眠的常识，必须用药时要防止产生药物依赖性；长期服用大量催眠药的人，包括长期服用苯巴比妥的癫痫患者，不能突然停药，应在医生指导下逐渐减量后直至停药。

（2）严格管理镇静药、催眠药处方的使用，加强药物的保管，特别是家庭中有情绪不稳定或精神不正常的人。

任务实施

常见镇静催眠药中毒患者急救的操作程序和注意事项如表 6–4 所示。

表 6–4　常见镇静催眠药中毒患者急救的操作程序和注意事项

操作步骤	操作程序	注意事项
操作前	评估与准备 ·评估患者身体情况，有无意识不清。 ·呼喊附近其他人员就地取材，迅速备物：清水或者淡盐水，勺子或者压舌板。 ·环境准备：环境安全，宽敞明亮。 ·救治人员准备：立于或跪于患者身体一侧	·评估患者情况时勿采取大喊大叫、摇晃等错误的方式。 ·若患者出现意识不清、昏迷等症状则不适宜进行洗胃

（续上表）

操作步骤	操作程序	注意事项
操作中	1. 安置体位 ·协助患者取坐位，置污物桶于患者座位前。 2. 服用淡盐水 ·指导中毒患者每次饮淡盐水 300～500 mL。 3. 催吐 ·用压舌板或勺子刺激舌根催吐。反复进行，直至吐出的液体澄清。 4. 病情观察 ·注意观察患者的体温、脉搏、呼吸、瞳孔和神志的变化，一旦发生心搏骤停，应立即行心肺复苏。 5. 及时送医 ·经现场救治后若症状无缓解，应立即拨打 120 急救电话，有条件时应迅速送往就近医院抢救治疗	
操作后	风险防范 ·在平时的健康教育中，应注重生活及疾病相关知识的健康指导，减少镇静催眠药中毒的发生	

知识拓展

阿片类中毒

阿片类药物由罂粟汁衍生而来，包括吗啡、海洛因、可待因、罂粟碱、复方樟脑酊等，对中枢神经系统先兴奋后抑制，以抑制为主，主要经肝脏代谢，长期应用可引起欣快症状和成瘾性。重度中毒时有昏迷、瞳孔针尖样大小和严重呼吸抑制三大特征。可因呼吸肌麻痹或并发肺部感染致死。尿及胃内容物检测毒物，有助于诊断。口服中毒时，应洗胃。呼吸抑制时可用阿托品刺激呼吸中枢，并保持呼吸道通畅和积极有效地吸氧。纳洛酮是首选特效解毒药物，应尽早应用。重度中毒患者尚可同时予以血液透析和血液灌流治疗。

同步练习

请扫描下方二维码获取本任务练习题。

任务评价

<table>
<caption>自我检测单</caption>
<tr><td colspan="3">姓名：　　　　专业：　　　　班级：　　　　学号：</td></tr>
<tr><td rowspan="3">任务分析</td><td colspan="2">镇静催眠药中毒发生的常见原因：</td></tr>
<tr><td colspan="2">镇静催眠药中毒的识别：</td></tr>
<tr><td colspan="2">镇静催眠药中毒的主要特点：</td></tr>
<tr><td rowspan="3">任务实施</td><td>操作前：评估与准备</td><td></td></tr>
<tr><td>操作中：镇静催眠药中毒患者的现场急救处理</td><td></td></tr>
<tr><td>操作后：风险防范</td><td></td></tr>
</table>

任务五 毒鼠药中毒患者的急救

任务情境

急诊科的小美，今天接诊了一位有头痛、恶心呕吐、四肢无力、出现幻觉症状的年轻男子，经询问陪伴人员，了解到该男子因失恋服用了家里的毒鼠药。

任务：假如你是小美，该如何处理这种情况？

任务描述

毒鼠药分为速效和迟效两大类。速效灭鼠药或称为单剂量毒鼠药，如磷化锌、氟乙酸钠、毒鼠磷、甘氟等。其特点是作用快，一次投药后大部分鼠类被杀死，但鼠类食后易产生拒食性，而且此类药毒性剧烈，对人、畜不安全。迟效毒鼠药又称多剂量毒鼠药，如敌鼠钠盐、毒鼠灵、杀鼠醚、大隆等抗凝血毒鼠药。其特点是中毒作用慢，一般需要进食多次，在老鼠体内达到一定浓度时方能发生作用。但老鼠对此不易产生拒食性，且对人、畜比较安全。

中国目前常发生的毒鼠药中毒多由氟乙酸钠、磷化锌和敌鼠钠盐等引起，抗凝血毒鼠药，如毒鼠灵、杀鼠醚、大隆等对人比较安全，很少引起中毒。

一、毒鼠药中毒发生的原因

1. 职业中毒

在生产过程中，接触有毒的原料、中间产物或成品，如果不注意劳动保护，即可发生中毒。在保管、使用和运输方面，如不遵守安全防护制度也会发生中毒。

2. 生活中毒

误食、意外接触毒物、用药过量、自杀或谋害等情况下，过量毒物进入人体都可引起中毒。

二、毒鼠药中毒的临床表现

1. 磷化锌吸入性中毒

一般在 24 h 内发病，常表现为头痛、头晕，严重者可有惊厥、抽搐、昏迷、呼吸衰竭等症状出现。口服中毒者，可有口腔咽喉糜烂、疼痛、胃灼痛、恶心、呕吐等症状，以后可出现神经系统及心、肾等脏器损害。

2. 敌鼠强误服中毒

主要有恶心、呕吐、腹痛、精神不振及食欲不振，1～3 d后可出现全身出血症状，如鼻出血、齿龈出血、咯血、便血、血尿等，严重者发生休克、抽搐。

3. 毒鼠强中毒

轻者表现为头昏、头痛、恶心、呕吐、乏力、肌肉轻微抽搐；重者突然出现癫痫样抽搐，伴昏迷，抽搐发作持续5～20 min，可间歇发作多次，若不及时抢救，患者常死于窒息、呼吸衰竭或多器官功能失常综合征。

4. 安妥口服中毒

常有恶心、呕吐、头痛、头晕、口渴、乏力、嗜睡、咳嗽、咯血、呼吸困难及发绀等表现，严重者可致昏迷、休克等。

三、发生毒鼠药中毒的急救处理

1. 急救原则

清除毒物；及时准确使用特效解毒药；对症治疗和支持疗法。

2. 现场急救处理

（1）吸入性中毒者，应迅速将患者撤离现场至空气新鲜处。皮肤中毒者更换污染衣服，清洗皮肤。

（2）口服中毒者，应立即催吐。磷化氢气体可从中毒者的呕吐物、灌洗液、粪便中逸来，所以磷化锌中毒患者洗胃时必须保持房间通风。医院专业人员可洗胃、导泻等。

（3）对于中毒的患者，在现场救治过程拨打120急救电话，有条件时应迅速送往医院抢救治疗。

四、毒鼠药中毒的健康指导

（1）普及预防毒鼠药中毒的相关知识，在用毒饵毒鼠时必须将毒饵放在只有鼠类能进入的毒饵盒内。

（2）凡因毒鼠药中毒死亡的鼠尸及畜禽类尸体必须及时焚烧或深埋，以免其他动物吞食而发生二次中毒。

（3）对服毒自杀者，普及患者应对压力的方法，并获得家庭和社会的支持。

任务实施

毒鼠药中毒患者急救的操作程序和注意事项如表6–5所示。

表 6-5　毒鼠药中毒患者急救的操作程序和注意事项

操作步骤	操作程序	注意事项
操作前	评估与准备 · 评估患者身体情况，有无意识不清。 · 呼喊附近其他人员就地取材，迅速备物：清水或者淡盐水或者 1∶5 000 高锰酸钾溶液，勺子或者压舌板，毛巾。 · 环境准备：环境安全，宽敞明亮。 · 救治人员准备：立于或跪于患者身体一侧	· 评估患者情况时勿采取大喊大叫、摇晃等错误的方式。 · 若患者昏迷等症状则不适宜进行洗胃
操作中	1. 安置体位 · 将患者撤离现场至空气新鲜处，更换衣服，清洗皮肤。 · 协助患者取坐位，置污物桶于患者座位前。 2. 服用淡盐水 · 指导中毒患者每次饮淡盐水 300 ~ 500 mL。 3. 催吐 · 用压舌板或勺子刺激舌根催吐。反复进行，直至患者吐出的液体澄清无味。 4. 病情观察 · 注意观察患者的体温、脉搏、呼吸、瞳孔和神志的变化，一旦发生心搏骤停，应立即行心肺复苏。 5. 及时送医 · 经现场救治后若症状无缓解，应立即拨打 120 急救电话，有条件时应迅速送往就近医院抢救治疗	注意保暖
操作后	风险防范 · 在平时的健康教育中，应注重生活及疾病相关知识的健康指导，减少镇静催眠药中毒的发生	

同步练习

请扫描下方二维码获取本任务练习题。

知识拓展

亚硝酸盐中毒

亚硝酸盐中毒又称肠源性青紫病，一般是指由体外摄入或在肠内生成亚硝酸盐类，使血液中的部分血红蛋白变为高铁血红蛋白，而发生全身组织缺氧，出现青紫现象。患者口唇青紫尤为明显，故我国北方民间称此病为“乌嘴病”。常见中毒患者，多为烹调食物时误将亚硝酸盐作为食盐食用，饮用含多量硝酸盐的井水，进食较多短期腌制的菜类或已腐烂的青菜，服用某些药物如大剂量磺胺嘧啶、次硝酸铋等。

预防亚硝酸盐中毒，勿吃变质陈腐的蔬菜和新近腌制的咸菜。经分析，5～8天的腌菜中亚硝酸盐含量最高。苦井水、过夜的笼锅水含较多硝酸盐和亚硝酸盐，应严禁食用。肉制品中硝酸盐和亚硝酸盐用量要严格按国家卫生标准规定，不可多加。

任务评价

自我检测单

姓名：	专业：	班级：	学号：
任务分析	毒鼠药中毒发生的常见原因：		
	毒鼠药中毒的识别：		
	毒鼠药中毒的主要特点：		
任务实施	操作前：评估与准备		
	操作中：毒鼠药中毒患者的现场急救处理		
	操作后：风险防范		

思考实践

1. 生活中对发生有机磷农药中毒的患者应做出怎样的即时处理?
2. 如何对一氧化碳中毒患者进行施救?
3. 对于毒鼠药中毒的患者怎样进行急救?
4. 如何对镇静催眠药中毒患者施行正确的现场紧急救护?
5. 怎样对经常酗酒的人进行宣教?

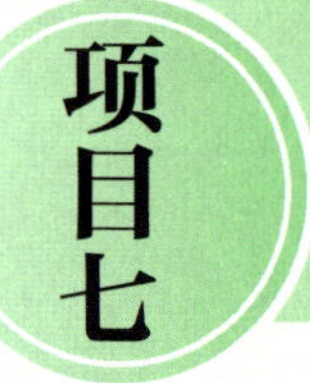

项目七 环境和生物危害的急救

项目概述

在人们的日常生活环境中存在一些危险的理化、生物因素，如高温、高湿的环境，高压或超高压电场，意外溺水，烧烫伤，毒蛇咬伤等，可导致既往健康的人发生中暑、触电、淹溺、烧烫伤及毒蛇咬伤等，严重时可危及生命。

周密的预防是防止意外事故的关键，但当突发事故来临，能够妥善应对处理突发伤害事故，最大限度地降低事故带来的危害非常重要。

本项目重点学习中暑、淹溺、触电、烧烫伤和毒蛇咬伤五个常见理化环境因素所致危害的急救处理方法，共 8 学时。

学习目标

1. 知识目标

（1）熟知发生中暑、淹溺、触电、烧烫伤和毒蛇咬伤时患者的表现。

（2）叙述中暑、淹溺、触电、烧烫伤和毒蛇咬伤的急救原则。

（3）说出中暑、淹溺、触电、烧烫伤和毒蛇咬伤的常见原因。

2. 能力目标

（1）能正确地完成中暑患者的急救处理。

（2）能正确地完成淹溺患者的急救处理。

（3）能正确地完成触电患者的急救处理。

（4）能正确地完成烧烫伤患者的急救处理。

（5）能正确地完成毒蛇咬伤患者的急救处理。

3. 素养目标

（1）具有“时间就是生命”的急救意识和应变能力。

（2）具有冷静、果断地发现问题和解决问题的能力。
（3）具有慎独修养和爱伤观念。

在线预习

扫描下方二维码可阅读了解本项目思维导图。

任务一 中暑患者的急救

任务情境

烈日炎炎的夏日，一户外建筑工地上，工人们都在高温环境下连续工作了近 5 小时。老李突然昏倒在地，神志不清。触摸其皮肤灼热、干燥无汗。

任务：请问老李可能出现了什么危险？应如何立即正确处理该情况？

任务描述

中暑是指因高温或热辐射等引起人体体温调节功能紊乱而致体热平衡失调、水电解质代谢紊乱或脑组织细胞受损的一组急性临床综合征。本病是夏季常见病，多发生在高温、高湿环境下。2010 年 7 月，“中暑”已被列入我国法定职业病之一，而重度中暑属危重病，死亡率高。

一、中暑发生的原因

1. 环境因素

在烈日下暴晒时间过长，或在高于 35 ℃的环境下劳动或活动强度大、时间长，而未采取有效的防暑降温措施时，常易发生中暑。如果环境湿度较高（湿度＞ 70%），通风不良，即使气温未达到高温，也可发生中暑。

2. 机体产热增加

孕妇及肥胖者，高温环境中进行长时间强体力劳动者如建筑工人、田间劳动的农民以及参加竞技比赛的运动员等，病理状态下的发热、甲状腺功能亢进症等，均可使机体产热增加，容易发生热蓄积，如没有足够的防暑降温措施，就容易发生中暑。

3. 机体散热障碍

环境湿度较高、衣服过紧不透气、汗腺功能障碍及大面积皮肤烧伤后瘢痕形成等可使机体散热减少而发生中暑。

4. 机体热适应能力下降

见于心血管疾病、糖尿病、久病卧床、年老体弱、过度劳累及睡眠不足等。

5. 药物因素

见于阿托品、巴比妥等药物的应用。

二、中暑的表现

根据中暑表现的渐进程度，可分为先兆中暑、轻度中暑和重度中暑。

1. 先兆中暑

在高温环境下一段时间后，出现头痛、头晕、多汗、口渴、四肢无力，可伴有胸闷、心悸、恶心、耳鸣等症状，体温正常或略升高，一般不超过 37.5 ℃。如及时转移到阴凉通风处，补充水、盐，稍休息后即可恢复。

2. 轻度中暑

除具有先兆中暑的症状之外，同时具备下列表现之一：

（1）体温超过 38 ℃。

（2）面色潮红，皮肤灼热，胸闷，心率加快。

（3）也可出现面色苍白、四肢皮肤湿冷、脉搏细速、血压下降等早期周围循环衰竭的现象。如进行及时有效地处理，3 ~ 4 h 后可恢复。

3. 重度中暑

除具有轻度中暑症状外，还伴有高热、痉挛、晕厥甚至昏迷。重度中暑可分为以下四种类型。

（1）热衰竭：此型最常见，又称虚脱或中暑衰竭，多见于年老体弱、慢性疾病患者及未能适应高温者。因出汗过多，水、电解质大量丢失而导致周围循环衰竭，出现头痛、头晕、恶心、呕吐、胸闷、面色苍白、皮肤湿冷、脉搏细速、血压下降、晕厥甚至昏迷。体温正常或略有轻度升高。

（2）热痉挛：又称中暑痉挛，多见于健康青壮年。在高温环境中长时间剧烈运动或重体力劳动，出汗过多及口渴，大量饮水而未补充钠盐，血液被稀释，出现低钠、低氯，导致突然发生的四肢肌肉痛性痉挛，以腓肠肌痉挛多见，也可因腹直肌、肠道平滑肌痉挛出现急性腹痛。患者意识清楚，无明显体温升高。

（3）热射病：又称中暑高热，是一种致命性急症，此型可发生于任何年龄的人，但以老年人或有心血管疾病者较多见。以高热、无汗、意识障碍为典型表现。肛温可超过 41 ℃，甚至高达 43 ℃，皮肤灼热、干燥无汗。患者心率增快，呼吸浅快，血压正常或降低，伴有烦躁不安、谵妄甚至昏迷。严重者可引起心力衰竭、肺水肿、弥散性血管内凝血、肝肾功能损害等严重并发症而导致死亡。

（4）日射病：长时间烈日暴晒而无防护措施，脑组织高温（高达 40 ~ 42 ℃）、充血、水肿，出现剧烈头痛、头晕、耳鸣、呕吐及烦躁不安等症状，严重者可发生惊厥、昏迷。

三、发生中暑的急救处理

1. 急救原则

及时脱离高温环境，迅速降温，适当补充体液，重度中暑患者要及时纠正水、电解质紊乱，调整酸碱平衡，积极防治循环衰竭、器官功能损害等严重并发症。

2. 现场急救处理

（1）改变环境。立即使患者脱离高温环境，转移至阴凉通风处，置患者于平卧位，解开或脱去外衣。

（2）迅速降温。体温高时可采取物理降温法进行体表降温，可在腋窝、腹股沟、腘窝等体表大血管流经处放置冰袋；可在头部或颈部放置冰袋以降低进入颅内血液的温度；可用 30% 酒精反复擦拭全身皮肤，边擦拭边按摩，使皮肤血管扩张，血液循环增快，以增加散热而降温，注意避开足心、前胸和腹部。

（3）适当补液。可给予清凉含盐冰水或饮料，酌情使用十滴水、藿香正气水。

轻度中暑和先兆中暑患者经现场救治后症状可缓解或消失。对于重度中暑患者，还应注意保持呼吸道通畅，立即拨打 120 急救电话，有条件时应迅速送往就近医院抢救治疗。

四、预防中暑的健康指导

1. 生活指导

尽量避免在高温高湿环境中或烈日下进行强体力劳动、野外工作、外出旅游等，外出时应注意带上防暑工具，如遮阳伞、遮阳帽等，防止热源直接辐射。保证充足的休息与睡眠，适当补充水分和盐类，如凉盐开水、绿豆汤、酸梅汤等。家居房间应保持通风、干燥和清洁。中暑后已经恢复的患者，数周内应尽量避免室外剧烈运动或烈日下暴晒。

2. 疾病知识指导

宣传中暑的基本常识，高温环境下加强自我保健意识，注意防暑降温。一旦出现先兆症状，及时采取措施。高温作业部门应按规定改善劳动条件，实施劳动安全保护措施。注意个人清洁卫生，勤洗澡、勤擦身，保持汗腺的排汗功能正常。

任务实施

中暑患者急救的操作程序和注意事项如表 7–1 所示。

表 7–1　中暑患者急救的操作程序和注意事项

操作步骤	操作程序	注意事项
操作前	评估与准备 ·评估患者身体情况，有无意识不清。 ·呼喊附近其他人员就地取材，迅速备物：清洁手帕或小毛巾、牙刷或小勺、可针刺人中的钝性物品（如金针、圆头发夹等）、清凉饮料（含盐冰水或饮料），有条件酌情备十滴水、藿香正气水。 ·环境准备：环境安全，阴凉通风。 ·救治人员准备：立于或跪于患者身体一侧	·评估患者情况时勿采取大喊大叫、摇晃等错误的方式。 ·患者若有惊厥发作，应就地抢救，保持安静，避免声、光等刺激和一切不必要的检查
操作中	1. 安置体位 ·立即使患者脱离高温环境，转移至阴凉通风处，置患者于平卧位，使头偏向一侧。 2. 保持呼吸道通畅 ·解开或脱去外衣，昏迷者及时清除口、鼻、咽部分泌物。 3. 迅速降温 ·体温高时可采取物理降温法进行体表降温，可在腋窝、腹股沟、腘窝等体表大血管流经处放置冰袋；可在头部或颈部置冰袋以降低进入颅内血液温度；可用 30% 酒精反复擦拭全身皮肤，边擦拭边按摩，使皮肤血管扩张，血液循环增快，以增加散热而降温，注意避开足心、前胸和腹部。 4. 适当补液 ·可给予清凉含盐冰水或饮料，并可酌情使用十滴水、藿香正气水。 5. 病情观察 ·注意观察患者的体温、脉搏、呼吸、瞳孔和神志的变化。 6. 及时送医 经现场救治后若症状无缓解，应立即拨打 120 急救电话，有条件时应迅速送往就近医院抢救治疗	
操作后	风险防范 ·在平时的健康教育中，应注重生活及疾病相关知识的健康指导，减少中暑的发生	

知识拓展

中暑的中医急救方法

中医认为，暑伤人，先着于心，治以清凉。中药经验及经典药方对治疗中暑有着良好效果。如用宣肺通腑法（清络饮）治疗暑热伤肺者；治疗暑伤气阴者用生脉散加味；用四逆汤救治大汗淋漓、四肢厥逆者。藿香正气散（水）可通过祛外湿以散暑热、利内湿以降暑的机理发挥治疗作用。在药物治疗的基础上配合中医外治护理，对缓解中暑症状、维持疗效有较好效果。如按摩太阳穴；手指甲刺激人中穴，加按内关穴。按摩或刮痧刺激中指尖端、百会穴、涌泉穴可令患者尽快苏醒。

同步练习

请扫描下方二维码获取本任务练习题。

任务评价

自我检测单

<table>
<tr><td colspan="2">姓名：　　　　专业：　　　　班级：　　　　学号：</td></tr>
<tr><td rowspan="3">任务分析</td><td>中暑发生的常见原因：</td></tr>
<tr><td>中暑的识别：</td></tr>
<tr><td>中暑的主要特点：</td></tr>
</table>

（续上表）

任务实施	操作前：评估与准备	
	操作中：中暑患者的现场急救处理	
	操作后：风险防范	

任务二　淹溺患者的急救

任务情境

暑假的某日下午5点，因天气炎热，几个初中孩子相约到水库游泳。一个孩子涛涛突然小腿抽筋，在水中大喊救命，附近的几个大人连忙下水一起把涛涛托上岸，但上岸时发现涛涛口唇青紫，腹部膨胀，四肢冰凉，呼喊无反应。

任务：请问涛涛可能出现了什么危险？应如何立即正确处理该情况？

任务描述

淹溺又称溺水，多发生在青少年、儿童及老年人，是指人淹没于水或其他液体中，由于液体、污泥等物堵塞呼吸道及肺泡，或反射性引起喉痉挛，造成急性缺氧、窒息。如得不到及时救治，可导致淹溺者在短时间内呼吸、心跳停止。

一、淹溺发生的原因

1. 游泳意外

游泳发生的意外占淹溺的绝大多数，如不习水性者游泳，游泳过程中受冷水刺激小腿肌肉痉挛或肢体被异物缠绕，游泳时间过长导致过度疲劳，游泳前饮酒或使用过量镇静药物，患有心脑血管疾病、癫痫或其他不能胜任游泳的疾病，水上运动、潜水时发生意外故障等。

2. 意外落水或投水自杀

缺乏游泳自救能力者意外落水或因轻生企图投水自杀者。

3. 自然灾害

如洪水、海啸、泥石流等。

二、淹溺的表现

淹溺者临床表现的轻重与溺水持续时间的长短、吸入液体量的多少、吸入液体的种类、器官损害的范围及能否得到及时救护有关。

1. 轻度淹溺

淹溺者在落水片刻即被救起，可吸入少量液体，神志清楚，肤色正常或稍苍白，血压升高，心率加快，可有反射性呼吸暂停。

2. 中度淹溺

淹溺者因吸入大量水分而出现剧烈呛咳、呕吐，神志模糊或烦躁不安，面色苍白，口唇发绀，血压下降，心率减慢，部分有咳粉红色泡沫样痰等肺水肿表现。

3. 重度淹溺

淹溺者被救时已处于昏迷状态，由于窒息患者面色青紫或苍白、肿胀、眼球凸出、四肢冰冷，测不到血压，心跳、呼吸微弱或停止，胃明显扩张，可见上腹部膨隆，口鼻腔充满泡沫或污泥、杂草等。淹溺 24 ~ 48 h 后可继发脑水肿、成人呼吸窘迫综合征、溶血性贫血、急性肾衰竭及肺部感染。

三、发生淹溺的急救处理

1. 急救原则

淹溺最主要的病理机制是缺氧，缺氧的时间和程度是决定预后的主要因素，必须进行及时有效的现场抢救。迅速将淹溺者救离出水，畅通呼吸道，实施早期心肺复苏，根据病情对症处理。

2. 现场急救处理

（1）迅速将淹溺者救离出水。立即启动现场救援程序，第一目击者首先应大声向周围人群呼救，条件允许时应尽快通知附近的专业水上救生人员或拨打 120 急救电话。第一目击者在专业救援到来之前，可向遇溺者投递竹竿、衣物、绳索、漂浮物等，不推荐非专业救生人员下水救援和多人手拉手下水救援。在保证自身生命安全的前提下迅速将淹溺者救离出水，以改善呼吸功能，尽量减少缺氧时间。

（2）畅通呼吸道。立即为淹溺者清除口、鼻中的污水、污物、分泌物及其他异物，有义齿者取出义齿，发生舌后坠时将舌拉出，松解衣领、腰带、内衣等，确保呼吸道通畅。呕吐者，则将其头部偏向一侧，用手指、手帕或吸引的方法去除呕吐物。

（3）人工呼吸。人工呼吸是使淹溺者恢复呼吸的关键步骤，对于呼吸已停止的淹溺者，应立即进行人工呼吸，频率为 16 ~ 20 次 / min。

（4）胸外心脏按压。对于呼吸及心跳均已停止的淹溺者，应立即给予胸外心脏按压。胸外心脏按压与人工呼吸的配合施行，是淹溺抢救工作中最重要的措施，是对尚未出现真死亡现象的淹溺者的生命做出的最后挽救，是使其恢复自主心跳与呼吸的重要手段。具体操作方法见项目三“心脏呼吸骤停的急救”。

四、预防淹溺的健康指导

1. 生活指导

在公共泳场必须设置深、浅水域的醒目标志，天然泳场还应清除杂草、淤泥，填平泥坑等，以消除隐患；游泳、娱乐场所设救生员、救生设备；危险场所应设置明显警示牌；水下作业人员严格遵守水下操作规程。

2. 疾病知识指导

监护人应认真履行监护职责，加强宣传游泳安全知识，强调游泳前做准备活动，避免腓肠肌痉挛，要结伴下水活动，教育游泳者学会科学的水中自救和互救技巧，出现心跳呼吸骤停如何进行人工呼吸和胸外心脏按压操作等。

任务实施

淹溺患者急救的操作程序和注意事项如表 7–2 所示。

表 7–2　淹溺患者急救的操作程序和注意事项

操作步骤	操作程序	注意事项
操作前	评估与准备 · 评估患者溺水后状况。 · 呼喊附近其他人员或拨打 120 急救电话。 · 环境准备：环境安全，阴凉通风。 · 救治人员准备：立于或跪于患者身体一侧	· 评估患者情况时勿采取大喊大叫、摇晃等错误的方式。 · 拨打急救电话时应言简意赅，特别要讲清楚事发具体地点

（续上表）

操作步骤	操作程序	注意事项
操作中	1．迅速将淹溺者救离出水 ·立即呼救或拨打 120 急救电话，在专业救援到来之前，可在保证自身生命安全的前提下迅速将淹溺者救离出水。 2．畅通呼吸道 ·立即为淹溺者清除口、鼻中的污水、污物及其他异物，有义齿者取出义齿，发生舌后坠时将舌拉出，松解衣领、腰带、内衣等，确保呼吸道通畅。 3．人工呼吸 ·对于呼吸已停止的淹溺者，应立即进行人工呼吸，频率为 16 ~ 20 次 / min。 4．胸外心脏按压 ·对于呼吸及心跳均已停止的淹溺者，应立即给予胸外心脏按压。胸外心脏按压与人工呼吸的配合施行，是淹溺抢救工作中最重要的措施，具体见项目三“心脏呼吸骤停的急救”。 5．及时送医 有条件时应迅速送往就近医院抢救治疗	·患者若有呕吐，将其头偏向一侧，用手指、手帕或吸引的方法去除呕吐物
操作后	风险防范 ·在平时的健康教育中，应注重生活及疾病相关知识的健康指导，减少淹溺的发生	

知识拓展

淹溺发生时的自救和他救

1. 自救。

（1）不习水性者，落水后切勿心慌意乱，应保持头脑清醒。采取仰面位，头顶向后，口向上，口鼻露出水面。呼气宜浅，吸气宜深，则能使身体浮于水面，以待他人救助。不可将手上举或挣扎，举手挣扎反而易使人下沉。

（2）习水性者，若因小腿腓肠肌痉挛而致淹溺，应息心静气，及时呼救，同时将身体抱成一团，浮上水面；深吸一口气，把脸浸入水中，将痉挛（抽筋）下肢的拇趾用力向前上方拉，使拇趾跷起，持续用力，直到剧痛消失、痉挛停止。若手腕肌肉痉挛，自己将手指上下屈伸，并仰面位，以两足游泳。

2. 他救。

（1）习水性急救者，应保持急而不乱，尽可能脱去外衣裤，尤其要脱去鞋靴，游到淹溺者后方，用左手从其左臂和上半身中间握对方的右手，或托着淹溺者的头颈，用仰泳方式将其托到岸边。也可从其背部抓住腋窝推出。注意急救者不要被淹溺者紧抱缠身而双双发生危险，万一被抱住，急救者应放手自沉，先与淹溺者脱离，然后再救。或向后推淹溺者的脸，紧捏其鼻，使其松手，接着再救。

（2）急救者不习水性时，应立即用绳索、竹竿、木板或救生圈，使淹溺者握住后拖上岸来。现场无任何救生材料时，应即时高声呼叫他人。

同步练习

请扫描下方二维码获取本任务练习题。

任务评价

自我检测单

<table>
<tr><td colspan="2">姓名：　　　　　专业：　　　　　班级：　　　　　学号：</td></tr>
<tr><td rowspan="2">任务分析</td><td>淹溺发生的常见原因：</td></tr>
<tr><td>淹溺的主要表现：</td></tr>
</table>

（续上表）

任务实施	操作前：评估与准备	
	操作中：淹溺患者的现场急救处理	
	操作后：风险防范	

任务三 触电患者的急救

任务情境

某酒店厨房，一女性职员在搞卫生时被冰柜漏电击倒后不省人事，呼之不应，牙关紧闭。

任务：请问该职员可能出现了什么危险？如果你是她的同事，此时应如何立即正确处理该情况？

任务描述

触电亦称电击伤，是指一定强度的电流通过人体时，引起全身或局部的组织损伤和功能障碍，严重者可导致心脏呼吸骤停而死亡。电流分为来自大气（如闪电）或来自人造（如高压传送和低压线）的电流。高电压还可引起电热灼伤。

一、触电发生的原因

人体直接接触电源，高压电流或静电电荷电击人体是造成损伤的主要原因。

1. 主观因素

缺乏安全用电常识，违反操作规程，如在电线上挂晒衣物、违章处理带电电器、用湿手接触电器、抢救触电者时直接用手去拉触电者、在大树下躲避雷雨、雷雨时在田野行走等。

2. 客观因素

居住环境或工作环境差，未采取必要的安全保护措施，如电线老化破损、电器年久失修而漏电、各种原因使电器的绝缘性能降低等。

3. 自然灾害

地震、火灾、水灾、风暴等造成供电线路断裂下落等。

二、触电的表现

1. 全身表现

触电是多系统损伤，除皮肤受伤外，心、肺、血管、中枢神经系统、肌肉及骨骼亦常累及。

（1）轻型：触电者瞬间接触电压低、电流弱的电源后常有一过性麻木感，并可伴头晕、心悸、面色苍白、四肢软弱无力。

（2）中型：呼吸及心跳加速，可有短暂昏迷，瞳孔、对光反射可无改变，血压正常。

（3）重型：见于接触电压高、电流强度大的电源或触电后未能及时脱离电源、触电时间较长的触电者，可出现肌肉抽搐、血压下降、皮肤发绀、瞳孔散大、心律失常甚至昏迷，部分可有心跳呼吸骤停。

2. 局部表现

主要表现为电流通过的皮肤出现电烧伤。

（1）低压电击伤：伤口面积小，直径一般为 0.5 ~ 2 cm，呈椭圆形或圆形，皮肤烧伤较轻，呈现灰白色或焦黄色，边缘规则整齐，常有进、出口，与周围正常组织界限清楚，一般不损伤内脏，截肢率低。

（2）高压电击（或雷击）伤：伤口面积较大，并可深达肌肉、骨骼，呈现黑色炭化，并伴组织坏死。能造成血管壁的变性坏死或血管栓塞，从而引起继发性出血或组织的继发性坏死，致残率高。

三、发生触电的急救处理

1. 急救原则

严格按规程抢救处理，迅速将患者脱离电源，尽快实施对症救护措施，对于心脏停搏者，立即进行心肺复苏及心电监护。

2. 现场急救处理

（1）迅速脱离电源。根据触电现场情况，选择最安全、迅速的方法。

①关闭电掣：迅速关闭电源或拔掉插座。

②挑开电线：如不能关闭电掣断电，则应迅速用干燥的木棒、竹竿等绝缘物品挑

开触及触电者的电线并将挑开的电线妥当放置，避免再伤及他人。

③切断电线：如在远离电掣等抢救者不能接近触电者或不便将电线挑开的现场，可用绝缘钳子、干燥的木柄刀、斧或锄头等斩断电线，使电流中断，并妥善处理电线断端。

④拉开触电者：如触电者俯卧在电线或漏电的电器上，上述方法不易使用时，可用干木棒将触电者剥离触电处或用干燥绝缘的绳索套在触电者身上，将其拉离电源。

（2）避免合并伤。如在高处电击时，应采取适当的安全措施，防止脱离电源后从高处坠落造成骨折、创伤甚至死亡。

（3）紧急复苏。触电者脱离电源后，应立即进行全面检查，根据伤情施行紧急救治。

①轻、中型：就地观察及休息 1 ~ 2 h，以减轻心脏负荷，促进恢复。

②重型：对心跳呼吸骤停者立即实施心肺复苏，具体操作方法见项目三“心脏呼吸骤停的急救”。在进行以上抢救措施的同时，拨打 120 急救电话，启动 EMSS，使患者能尽快转运至医院做进一步处理。

四、预防触电的健康指导

1. 生活指导

学会用电自我保护，特别防止儿童触电。遇到火灾等意外事故，先切断电源。安装避雷针或防雷设施，并定期检测。雷雨天气避免外出，并切断电源和外接天线。若在室外，不可在大树、高压线下躲雨或使用金属柄伞在旷野中行走。

2. 疾病知识指导

宣传安全用电知识，正确选择、安装、使用电器，定期维修。严格安全生产用电的管理，遵守用电操作规程，执行保护防范措施。

任务实施

触电患者急救的操作程序和注意事项如表 7–3 所示。

表 7–3　触电患者急救的操作程序和注意事项

操作步骤	操作程序	注意事项
操作前	评估与准备 ·评估患者触电后状况。 ·呼喊附近其他人员或拨打 120 急救电话。 ·环境准备：环境安全，干燥通风。 ·救治人员准备：立于或跪于患者身体一侧	·评估患者情况时勿采取大喊大叫、摇晃等错误的方式。 ·拨打急救电话时应言简意赅，特别要讲清楚事发具体地点

（续上表）

操作步骤	操作程序	注意事项
操作中	1. 迅速将触电者脱离电源 ·立即呼救或拨打 120 急救电话，在专业救援到来之前，可在保证自身生命安全的前提下，根据触电现场情况，选择最安全、迅速的方法将触电者脱离电源，如关闭电掣、挑开电线切断电线或用绝缘物品将触电者拉离电源。 2. 避免合并伤 ·采取适当的安全措施，防止患者脱离电源后从高处坠落造成骨折、创伤甚至死亡。 3. 紧急复苏 ·触电者脱离电源后，应立即进行全面检查，根据伤情施行紧急救治。轻、中型触电患者就地观察及休息 1～2 h，以促进恢复；对心跳呼吸骤停者立即实施心肺复苏。 4. 及时送医 ·有条件时应迅速送往就近医院抢救治疗	·如不能关闭电掣断电，则用木棒、竹竿等绝缘物品挑开触及触电者的电线，或用绝缘钳子、干燥的木柄刀、斧或锄头等斩断电线，并妥善处理，避免再伤及他人。 ·可用干木棒将触电者剥离触电处或用干燥绝缘的绳索套在触电者身上，将其拉离电源
操作后	风险防范 ·在平时的健康教育中，应注重生活及疾病相关知识的健康指导，减少触电的发生	

知识拓展

影响触电损伤程度的因素

1. 电流种类。同样电压下，交流电比直流电的危险性大三倍。

2. 电流强度。电流损伤的热效应与电流强度成正比。

3. 电压高低。电压越高，触电后流经人体的电流量就越大，对人体造成的损害也越严重。

4. 电阻大小。电阻越小，通过的电流越大，组织损害的程度就越严重。人体各组织电阻由大到小依次排列为：骨骼＞脂肪＞肌腱＞皮肤＞内脏＞肌肉＞血管＞神经。

5. 电流通过的途径。电击时组织器官损害的程度与电流通过人体的途径有关。如电流只流过肌肉、肌腱等组织时，可造成重度电灼伤甚至局部炭化，但不致影响生命；但如同样强度电流流经心脏、延髓、脊髓等重要组织和脏器，则多造成致命性电损伤。

6. 接触电流的时间。电流对人体的损害程度与接触电流的时间成正比。

同步练习

请扫描下方二维码获取本任务练习题。

任务评价

自我检测单

<table>
<tr><td colspan="3">姓名：　　　　专业：　　　　班级：　　　　学号：</td></tr>
<tr><td rowspan="2">任务分析</td><td colspan="2">触电发生的常见原因：</td></tr>
<tr><td colspan="2">触电的主要表现：</td></tr>
<tr><td rowspan="3">任务实施</td><td>操作前：评估与准备</td><td></td></tr>
<tr><td>操作中：触电患者的现场急救处理</td><td></td></tr>
<tr><td>操作后：风险防范</td><td></td></tr>
</table>

任务四 烧烫伤患者的急救

任务情境

一男性职员，因工作时不慎被蒸汽烫伤，双手及双前臂红肿、剧痛，有大小不等的水疱。神志清楚，诉口渴，全身剧痛。

任务：请问如果你是这位职员的同事，此时应如何立即正确处理该情况？

任务描述

烧烫伤是由热力、化学物品、电流、放射线等作用于人体所引起的损伤。烧烫伤不仅会使皮肤损伤，还可深达肌肉和骨骼，严重者引起感染、休克。

一、烧烫伤发生的原因

1. 热力烧伤

包括由火焰、蒸汽、爆炸、热气流、热水、热液、电火花等引起的损伤，即通常所说的热烧伤。

2. 化学烧伤

化学烧伤是由于身体接触到腐蚀性化学物质而引起的损伤。主要为强酸、强碱。由于酸很快使蛋白质凝固形成屏障，且易于被组织液中和，而碱则使蛋白水解、液化，继发感染，因此碱烧伤较酸烧伤更难处理。

3. 电烧伤

电烧伤常引起广泛的组织凝固性坏死。组织的电阻强弱影响其受损的程度，电阻低的组织更易于受损。

二、烧烫伤的表现

皮肤受热后出现一系列局部和全身的变化，病变的严重程度主要依据烧烫伤的面积、深度、部位，患者的年龄、有无合并伤、伤前的体质强弱、有无内脏器质性疾患等因素进行综合判断。

1. 烧烫伤面积的估算

烧伤面积的大小可以反映烧伤的程度。烧伤面积常用相对于人体体表面积的百分率表示。常用估算方法有：

（1）新九分法（见表 7–4）。新九分法按人体体表面积划分为 11 个 9%，加 1% 构成 100%。可简记为 3、3、3（头、面、颈），5、6、7（双手、双前臂、双上臂），13、13、1（前胸、后背、会阴），5、7、13、21（双臀、双足、双小腿、双大腿）。成人和儿童面积具体估算法见表 7–4。

表 7–4　新九分法

部位	面积划分		成人面积 /%	儿童面积 /%
头颈部	头部	3	9×1＝9	9＋（12– 年龄）
	面部	3		
	颈部	3		
双上肢	双手	5	9×2＝18	9×2＝18
	双前臂	6		
	双上臂	7		
躯干	躯干前面	13	9×3＝27	9×3＝27
	躯干后面	13		
	会阴	1		
双下肢	双臀	5	9×5＋1＝46	9×5＋1–（12– 年龄）
	双足	7		
	双小腿	13		
	双大腿	21		

（2）手掌法。伤者本人五指并拢，单掌面积即占全身体表面积的 1%。此法不论年龄大小与性别，均以伤者自己手掌面积的大小来进行估计。

2. 烧烫伤深度的估计

一般采用三度四分法，其中二度又分为深二度和浅二度，其临床特征见表 7–5。

表 7–5　烧伤深度鉴别表

深度分类	损伤深度	临床表现	愈合过程
Ⅰ度	表皮层	红斑、轻度红肿、痛、热、感觉过敏，无水疱	2 ~ 3 d 后症状消失，有脱屑
浅Ⅱ度	真皮浅层	剧痛、感觉过敏，水疱形成，壁薄，基底潮红，明显水肿	10 ~ 14 d 愈合，无疤痕，有色素沉着

（续上表）

深度分类	损伤深度	临床表现	愈合过程
深Ⅱ度	真皮深层	可有或无水疱，壁厚，基底发白，可有小红斑点，水肿明显，痛觉迟钝	3～4周后愈合，由残留上皮增生和创缘上皮爬行愈合，或痂下愈合
Ⅲ度	皮肤及皮下组织或更多	皮革样，失去弹性和知觉，苍白和炭化（焦痂），干燥无水疱，痂下严重水肿，并可见粗大树枝状栓塞血管网	2～4周焦痂自然分离，出现肉芽组织，范围小者可疤痕愈合，范围大者需植皮术

三、发生烧烫伤的急救处理

1．急救原则

迅速将伤员脱离烧烫伤现场或致伤因素，尽快实施对症救护措施，轻症者进行妥善的创面处理，重症者做好转运前的准备和及时转送。

2．现场急救处理

（1）脱离致伤现场。

①热烧伤：将火焰烧伤的伤员救离火源现场后，迅速脱去着火衣物，立即卧倒就地打滚压灭火，或用棉被、毯子等扑盖灭火，或用水浇灭，切勿带火乱跑、呼喊或直接用手扑打，以免火借风势燃烧更旺，引起呼吸道、双手烧伤，增加伤害。热液烫伤的伤员若衣物一时难以脱下，可用剪刀小心剪开，中小面积的四肢烧烫伤，可将肢体浸入干净的冷水中或用冷水冲洗，以减轻疼痛和热力的损害。一般浸泡时间为半小时，或到不疼为止。

②化学烧伤：各种强酸强碱烧伤皮肤时，应立即除去被污染的衣物，创面迅速以大量清水反复冲洗，尽快缩短化学剂接触皮肤的时间，一般不用中和剂。磷烧伤时应立即以湿布覆盖创面，或将受伤部位浸入水中，以防磷遇空气继续燃烧。随后处理时，应尽量将磷颗粒去除，再用2%碳酸氢钠溶液湿敷。创面应湿敷包扎，忌用油质敷料，以免磷溶于油而加速吸收，引起中毒。

③电烧伤：触电后应立即中断电源，扑灭电火花引起的火焰。详见任务三“触电患者的急救”。

（2）保护创面。不要用土方法在伤口上涂牙膏、酱油、紫药水、红药水等，以免引起感染。可适量涂抹一些湿润烧伤膏，再用清洁的被单、毛巾、衣物等简单包裹，避免污染和再损伤。

（3）镇静止痛。烧伤后疼痛较剧烈，伤者有烦躁不安的表现，应给予安慰和鼓励，使其情绪稳定、安静合作。酌情使用镇痛剂，如口服去痛片、布洛芬等。对于所用药物名称、剂量、给药途径、时间必须详细记录。

（4）补充液体。烧伤后可口服含盐饮液，较大面积烧伤患者应及早给予静脉补液。切忌口服大量无盐茶水或白开水，以免加重组织水肿。

（5）转送。对于重症伤者最好在伤后 2 ~ 3 h 内转送到医院，或等到休克期渡过再转送为宜。转送途中必要时应设法静脉输液，给予镇静剂，尽量减少颠簸，伤员的位置尽量与行驶方向垂直或足前头后。有呼吸道烧伤时以湿纱布覆盖口鼻，并密切观察呼吸情况。

四、预防烧烫伤的健康指导

1. 生活指导

宣传安全劳动知识、加强劳动保护、防止外伤。普及防火、灭火、安全自救常识，预防烧伤事故的发生。

2. 疾病知识指导

外伤后应及时到医院就诊，开放性损伤尽早彻底清创并注射破伤风抗毒素。调动伤者积极性，参与制订康复计划，加强肢体的功能锻炼。烧伤早期，所有未烧伤及未被固定部位即可做小量、缓慢的简单运动。烧伤中期，创面愈合，局部炎症反应基本消失，应尽快恢复肢体功能，预防和矫止瘢痕挛缩和畸形。烧伤后期，应逐步加大锻炼强度，酌情增加活动量。指导其保护皮肤，防止紫外线、红外线的过多照射，避免对瘢痕组织的机械性刺激。

任务实施

烧烫伤患者急救的操作程序和注意事项如表 7–6 所示。

表 7–6　烧烫伤患者急救的操作程序和注意事项

操作步骤	操作程序	注意事项
操作前	评估与准备 · 评估患者烧烫伤后状况。 · 呼喊附近其他人员或拨打 120 急救电话。 · 环境准备：环境安全。 · 救治人员准备：立于或跪于患者身体一侧	· 评估患者情况时勿采取大喊大叫、摇晃等错误的方式。 · 拨打急救电话时应言简意赅，特别要讲清楚事发具体地点
操作中	1. 脱离致伤现场 · 立即呼救或拨打 120 急救电话，在专业救援到来之前，可在保证自身生命安全的前提下，根据现场情况，将火焰烧伤的伤员救离火源现场。	

（续上表）

操作步骤	操作程序	注意事项
操作中	2. 保护创面 ·可适量涂抹一些湿润烧伤膏，再用清洁的被单、毛巾、衣物等简单包裹，避免污染和再损伤。 3. 镇静止痛 ·酌情使用镇痛剂，如口服去痛片、布洛芬等。 4. 补充液体 ·可口服含盐饮液，较大面积烧伤患者应及早给予静脉补液。 5. 及时送医 ·有条件时应迅速送往就近医院抢救治疗	·不要用土方法在伤口上涂牙膏、酱油、紫药水、红药水等，以免引起感染。 ·对于所用药物名称、剂量、给药途径、时间必须详细记录。 ·切忌口服大量无盐茶水或白开水，以免加重组织水肿。 ·对于重症伤者最好在伤后2～3 h内转送到医院，或等到休克期渡过再转送为宜
操作后	风险防范 ·在平时的健康教育中，应注重生活及疾病相关知识的健康指导，减少烧烫伤的发生	

知识拓展

烫伤后的康复保护要点

1. 创面结痂要待其自行脱落，不要强行揭去痂皮。若此时尚未完全长好的表皮细胞，没有了痂皮的保护会形成色素沉着，或发生炎症反应。

2. 不可用手挠抓、热水烫洗、衣服摩擦等方法止痒。因为这样会刺激局部毛细血管扩张、肉芽组织增生而形成瘢痕。

3. 酒、辣椒、羊肉、生蒜、生姜、芥末、咖啡等刺激性食物会促进瘢痕组织增生，所以康复期间应避免这些饮食。

4. 服用含铅、汞的药物，会增加色素沉积，所以应禁用含铅、汞的药物。

5. 太阳光中的紫外线辐射会使稚嫩的新生皮肤形成色素沉积，所以烫伤的部位应注意防晒。

6. 部分化妆品中含有光敏物质，会使愈合中的创面色素增多，因此化妆品不能接触烫伤创面。

同步练习

请扫描下方二维码获取本任务练习题。

任务评价

<table>
<caption>自我检测单</caption>
<tr><td colspan="3">姓名：　　　　专业：　　　　班级：　　　　学号：</td></tr>
<tr><td rowspan="2">任务分析</td><td colspan="2">烧烫伤发生的常见原因：</td></tr>
<tr><td colspan="2">烧烫伤的主要表现：</td></tr>
<tr><td rowspan="3">任务实施</td><td>操作前：评估与准备</td><td></td></tr>
<tr><td>操作中：烧烫伤患者的现场急救处理</td><td></td></tr>
<tr><td>操作后：风险防范</td><td></td></tr>
</table>

任务五 毒蛇咬伤患者的急救

任务情境

某学校组织爬山活动，突然听到有同学惊呼："呀！蛇！"随即一女生跌坐在地上，诉右腿被蛇咬了。

任务：请问如果你是该女生的同学，此时应如何立即正确处理该情况？

任务描述

毒蛇咬伤中毒是指当毒蛇咬伤人体后，其毒液经排毒导管、毒牙及伤口注入人体，沿淋巴及血液循环扩散至全身，引起一系列局部和全身的中毒症状。目前，全世界已知蛇类 2 700 多种，其中毒蛇 650 多种。分布在我国的蛇类有 200 多种，其中毒蛇 50 多种。

一、蛇咬伤的判断要点

毒蛇咬伤若未及时救治，病情发展迅速，严重者可引起死亡，因此一旦被蛇咬伤，要迅速判断是否为毒蛇咬伤。

1. 蛇形

无毒蛇的头部多呈椭圆形，口腔内无毒牙，体背色彩单调，多呈暗色，无斑纹，尾细而长。毒蛇的头部多呈三角形，口腔内有一对毒牙，体背有特殊的彩色斑纹，尾短而钝。如图 7–1 所示。

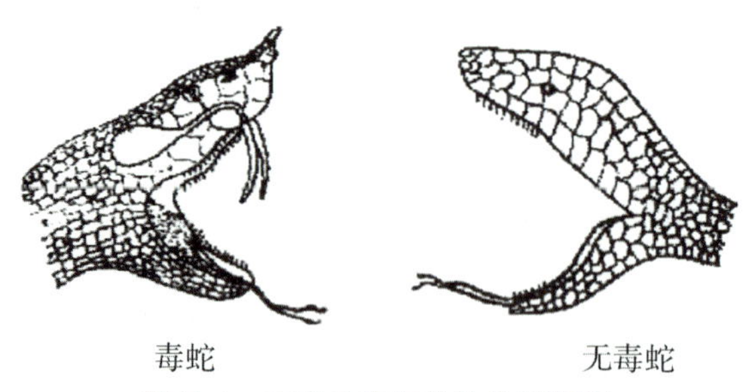

图 7–1 无毒蛇和毒蛇的外形判断

2. 伤口

无毒蛇咬伤通常无牙痕，或有两列对称的细小牙痕（见图 7–2）。毒蛇咬伤的伤口表皮常有一对大而深的牙痕，或两列小牙痕上方有一对大牙痕，有的大牙痕里甚至留有断牙（见图 7–3）。

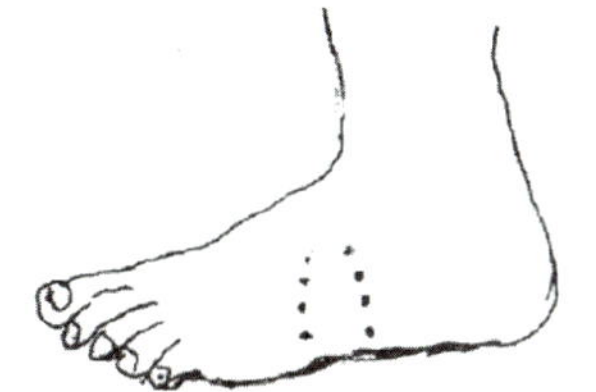
图 7–2　无毒蛇咬伤的细小牙痕

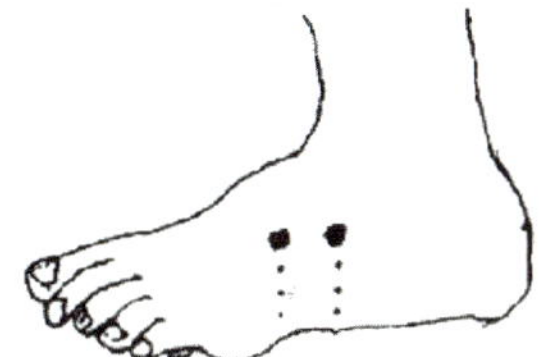
图 7–3　毒蛇咬伤的牙痕

如果蛇咬伤发生在夜间，无法看清蛇形，从伤口上也无法分辨是否为毒蛇所伤时，应按毒蛇咬伤处理，及早到医院进行检查治疗。

二、毒蛇咬伤的表现

被毒蛇咬伤以夏秋两季多见，咬伤部位以手、臂、足、腿等外露处最常见。人被毒蛇咬伤后出现症状的快慢及轻重与毒蛇种类、蛇毒的剂量与性质有明显的关系，且咬伤的部位、伤口的深浅及患者的抵抗力也有一定的影响。表 7–7 为各类毒素对人体造成伤害的表现。

表 7–7　各类毒素对人体造成伤害的表现

毒液分类	毒蛇	临床表现	
		局部	全身
神经毒	银环蛇、金环蛇、海蛇	局部表现轻微，仅有麻痒感或麻木感，不红、不肿、无疼痛	咬伤后 1～3 h 出现全身中毒症状，如视物模糊、眼睑下垂、嗜睡、四肢无力、恶心、呕吐、声音嘶哑、张口及吞咽困难、共济失调、牙关紧闭等，严重者有四肢瘫痪、惊厥、进行性呼吸困难、昏迷、休克等表现
血液毒	竹叶青、五步蛇、尖吻蛇	局部表现重，伤口剧痛，肿胀明显，伴出血、水疱，皮下瘀斑甚至局部组织坏死，并迅速向肢体上端蔓延，附近淋巴结出现肿痛	有胸闷、气促、心悸、烦躁不安、发热、谵妄及全身广泛性出血，如咯血、呕血、鼻出血、便血、血尿等，严重者出现黄疸、少尿或无尿、心律失常、血压下降，甚至循环衰竭和肾衰竭
混合毒	眼镜蛇、蝮蛇	对神经系统、血液和循环系统损害的表现均可出现，但主次不同，很快致呼吸麻痹和循环系统衰竭	

三、发生毒蛇咬伤的急救处理

1. 急救原则

立即局部排毒，防止毒液扩散和吸收，明确毒蛇种类后尽快使用抗蛇毒血清，并治疗各种并发症。

2. 现场急救处理

（1）防止毒液扩散和吸收。

①与蛇隔离：为防止再次被蛇咬伤，可用木棍、专业器具等将蛇移开，必要时可将蛇杀死。

②伤肢制动：被毒蛇咬伤后切勿惊慌失措、奔跑呼叫，以免加速毒液的扩散和吸收。最好是将伤肢临时制动后放于低位，使伤者保持安静。

（2）迅速排出毒液。

冲洗伤口表面毒液：立即用凉开水、泉水、肥皂水冲洗伤口及其周围皮肤，以洗掉伤口表面毒液。如伤口内有毒牙残留，应迅速挑出。

（3）服药解毒。若身边有蛇药，可立即口服，以解内毒。

（4）呼叫紧急医疗服务或急送至专科医院进一步救治。立即拨打 120 急救电话，有条件时应迅速送往就近医院或专科医院做进一步治疗。转运途中要消除伤员的紧张心理，保持安静。伤员如出现口渴，可饮用足量清水，切不可喝含酒精类饮料，以防毒素扩散加快。

四、预防毒蛇咬伤的健康指导

1. 生活指导

清理住宅周围环境，彻底铲除杂草、清理乱石、堵塞洞穴，消除毒蛇的隐蔽场所。尽量不去或少去可能有毒蛇的地方，不随便在草丛和蛇可能栖息的场所坐卧，禁止用手探入鼠洞和树洞内。野外作业人员进入草丛前，先用棍棒打草惊蛇，将蛇赶走。进入山区、树林、草丛地带须注意个人防护，穿长靴、长裤，用厚帆布扎紧裤腿。

2. 疾病知识指导

普及识别毒蛇和毒蛇咬伤后的自救、互救知识。参加野外活动时，带备解蛇毒药品，以防不测。

任务实施

毒蛇咬伤患者急救的操作程序和注意事项如表 7–8 所示。

表 7-8　毒蛇咬伤患者急救的操作程序和注意事项

操作步骤	操作程序	注意事项
操作前	评估与准备 ·评估患者蛇咬后状况。 ·呼喊附近其他人员或拨打 120 急救电话。 ·环境准备：环境安全。 ·救治人员准备：立于或跪于患者身体一侧	·评估患者情况时勿采取大喊大叫、摇晃等错误的方式。 ·拨打急救电话时应言简意赅，特别要讲清楚事发具体地点
操作中	1. 防止毒液扩散和吸收 ·立即呼救或拨打 120 急救电话，在专业救援到来之前，可在保证自身生命安全的前提下，根据现场情况，为防止再次被蛇咬伤，将伤者与蛇隔离。 ·将伤肢临时制动后放于低位，使伤者保持安静。 ·救助者就地取材，迅速用手帕、布条、头巾、长袜等绑扎伤口近心端。 2. 迅速排出毒液 ·立即用凉开水、泉水、肥皂水冲洗伤口表面毒液。 注意：不应吮吸伤口试图吸出毒液，因为这样做无效，而且可能有毒。 3. 及时送医 ·有条件时应迅速送往就近医院抢救治疗	·可用木棍、专业器具等将蛇移开，必要时可将蛇杀死。 ·如伤口内有毒牙残留，应迅速挑出。
操作后	风险防范 ·在平时的健康教育中，应注重生活及疾病相关知识的健康指导，减少毒蛇咬伤的发生	

同步练习

请扫描下方二维码获取本任务练习题。

知识拓展

蛇毒分类

1. 神经毒。具有此类毒液的有金环蛇、银环蛇及海蛇等，毒液主要作用于神经系统，引起肌肉麻痹和呼吸麻痹。

2. 血液毒。具有此类毒液的有竹叶青、蝰蛇和龟壳花蛇等，毒液主要影响血液及循环系统，引起溶血、出血、凝血及心脏衰竭。

3. 混合毒。具有此类毒液的有蝮蛇、大眼镜蛇和眼镜蛇等，其毒液具有神经毒和血液毒的两种特性。

任务评价

自我检测单

<table>
<tr><td colspan="3">姓名：　　　　专业：　　　　班级：　　　　学号：</td></tr>
<tr><td rowspan="2">任务分析</td><td colspan="2">蛇咬伤的判断要点：</td></tr>
<tr><td colspan="2">毒蛇咬伤的主要表现：</td></tr>
<tr><td rowspan="3">任务实施</td><td>操作前：评估与准备</td><td></td></tr>
<tr><td>操作中：毒蛇咬伤患者的现场急救处理</td><td></td></tr>
<tr><td>操作后：风险防范</td><td></td></tr>
</table>

思考实践

1. 生活中对发生中暑的患者应做出怎样的即时处理?
2. 如何对淹溺者进行正确的现场紧急救护?
3. 如何帮助触电者脱离电源?
4. 如何对烧烫伤患者施行正确的现场紧急救护?
5. 蛇咬伤的判断要点有哪些?

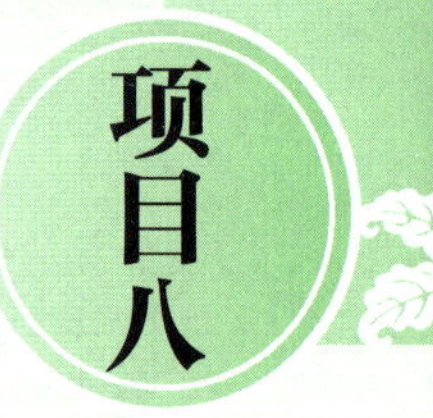

项目八 常见疾病的急救

项目概述

随着社会的进步和经济的发展，人类的预期寿命普遍延长，人类对疾病的认识有了显著提升。生理、心理、社会适应等方面因素直接或（和）间接作用于机体，使各系统遭受急重症创伤，直接危害人类生命。

科学有效的预防是防止各种疾病加重或突发的关键，能够妥善应对各种突发疾病，最大限度地降低疾病带来的危害非常重要。

本项目重点学习支气管哮喘、重症肺炎、高血压、冠心病、上消化道大出血、糖尿病、脑血管疾病和癫痫等常见疾病的处理方法，共8学时。

学习目标

1. 知识目标

（1）熟知支气管哮喘、重症肺炎、高血压、冠心病、上消化道大出血、糖尿病、脑血管疾病和癫痫患者的表现。

（2）叙述支气管哮喘、重症肺炎、高血压、冠心病、上消化道大出血、糖尿病、脑血管疾病和癫痫的急救原则。

（3）说出支气管哮喘、重症肺炎、高血压、冠心病、上消化道大出血、糖尿病、脑血管疾病和癫痫的常见原因。

2. 能力目标

（1）能正确地完成支气管哮喘患者的急救处理。

（2）能正确地完成重症肺炎患者的急救处理。

（3）能正确地完成高血压患者的急救处理。

（4）能正确地完成冠心病患者的急救处理。

（5）能正确地完成上消化道大出血患者的急救处理。

（6）能正确地完成糖尿病患者的急救处理。
（7）能正确地完成脑血管疾病患者的急救处理。
（8）能正确地完成癫痫患者的急救处理。

3. 素养目标

（1）具有“时间就是生命”的急救意识和应变能力。
（2）具有冷静、果断地发现问题和解决问题的能力。
（3）具有慎独修养和尊老、爱老、敬老意识。

在线预习

扫描下方二维码可阅读了解本项目思维导图。

任务一 支气管哮喘的急救

任务情境

李女士，48 岁，2021 年 9 月购置并装修了一套新房，同年 12 月入住以后，常感觉咽部不适，继而咳嗽、气喘，常在夜间或凌晨发作。最初症状可以通过开窗通气或到户外后症状自行缓解，故李女士没有重视。随后症状发作越来越频繁，严重时呼吸困难、不能平卧。2022 年 1 月 20 日晚 10 点，李女士再次出现严重的憋闷感，咳嗽，咳少量白黏痰，神志清楚，言语欠流利，口唇轻度发绀。

任务：请问李女士可能出现了什么危险？你如何立即正确处理该情况？

任务描述

支气管哮喘，简称哮喘，是由多种炎性细胞（如嗜酸性粒细胞、肥大细胞、T 淋巴细胞、中性粒细胞、气道上皮细胞等）和细胞组成成分参与的气道慢性炎症性疾病。

慢性炎症导致气道反应性增高，引起广泛多变的可逆性气流受限。典型表现为反复发作性的呼气性呼吸困难伴喘息、气急、胸闷或咳嗽等症状，常在夜间和（或）清晨发作、加剧，多数患者可自行缓解或经治疗后缓解。若诊治不及时，随病程的延长可产生气道不可逆性缩窄和气道重塑。

支气管哮喘是最常见的慢性呼吸道疾病，其患病率和病死率在全球范围内均呈上升趋势，发达国家高于发展中国家，城市高于农村。本病可累及各年龄组人群，但约半数患者于 12 岁前起病，约 40% 的患者有家族史。

一、哮喘的病因

哮喘的病因尚未完全清楚，目前认为其发病多与基因遗传有关，受遗传和环境因素的双重影响。

1. 遗传因素

哮喘属于多基因遗传病，本病的亲属患病率高于群体患病率，且亲缘关系越近，患病率越高。

2. 环境因素

常见的环境因素有：①吸入性致敏原，如尘螨、花粉、真菌、动物毛屑、寄生虫等；②呼吸道感染，如细菌、病毒、原虫、寄生虫感染；③环境污染，如二氧化硫、氨气等刺激性化学气体；④食物，某些异性蛋白食物如鱼、虾、蟹、蛋类、牛奶等；⑤药物，常见的有阿司匹林和普萘洛尔等；⑥其他因素，如气候变化、精神因素、剧烈运动、妊娠等。

气道炎症或支气管肺癌也可引起哮喘，但多见于老年人。

二、哮喘患者的表现

1. 哮喘患者的症状

典型症状为伴有哮鸣音的发作性呼气性呼吸困难或发作性胸闷和咳嗽。部分患者发作前可有干咳、喷嚏、流泪、流鼻涕、胸闷等先兆症状，夜间及凌晨发作或加重是哮喘的特征之一。严重时患者呈强迫坐位或端坐呼吸，干咳或咳大量白色泡沫痰，并可出现发绀等。哮喘症状可在数分钟内出现，经数小时至数天，自行缓解或用支气管舒张药缓解。有时咳嗽可成为某些患者哮喘发作的唯一症状，称为咳嗽变异型哮喘；还有些青少年患者可表现为运动时胸闷、咳嗽和呼吸困难，称为运动性哮喘。

2. 哮喘患者的体征

发作时胸部呈过度充气状态，两肺闻及广泛哮鸣音，呼气音延长。轻度哮喘或哮喘发作非常严重时，哮鸣音可不出现，称为寂静胸。严重哮喘还可出现心律增快、奇脉和发绀等。

3. 哮喘的临床分期

（1）急性发作期。是指呼吸困难、气促、咳嗽、胸闷等症状突然发生或加重，以呼气流量降低为特征，常由接触变应原等刺激物或治疗不当所致。

（2）慢性持续期。哮喘患者没有急性发作，但在相当长的时间内仍可不同频度和（或）不同程度地出现哮喘症状，并有肺通气功能下降。

（3）缓解期。哮喘症状消失，肺功能恢复，并能维持四周以上。

4. 哮喘的严重程度分级

哮喘急性发作时病情严重程度不一，可分为轻度、中度、重度和危重度四级。若哮喘发作持续 24 h 以上，不能被一般的支气管舒张剂缓解，则称为哮喘持续状态。

三、哮喘的急救措施

（1）迅速脱离变应原，保持空气流通，室内通风，空气新鲜，避免室内有花粉、动物皮毛、煤油、烟雾、油漆等刺激性物质或气体。

（2）保持呼吸道通畅，协助患者取坐位或半卧位休息；或让患者抱着枕头跪坐在床上，腰向前倾，有利于患者呼吸。

（3）哮喘患者发作时如身边无急救药物，可指导患者用力做吞咽动作数次，能缓解病情。

（4）迅速取出家用吸氧瓶，以每分钟 4 ~ 6 L/min 的高流量氧气通过鼻导管或面罩给患者吸入。

（5）哮喘发作时应立即吸入 β_2 受体激动剂类气雾剂 2 ~ 4 喷，此后依据病情可以每 20 min 重复一次。

（6）口服缓释茶碱类药，吸入 β_2 受体激动剂类气雾剂 1 h 后若仍未能缓解的患者应及时口服缓释茶碱类药，配合吸入糖皮质激素气雾剂如必可酮 400 μg。

（7）哮喘也是冬春季多发的一种凶险疾病，病情进展很快。支气管哮喘患者发病时，首先服用平时用来缓解病情的药物，比如气喘喷雾剂，同时半坐位吸氧。如果发生心源性哮喘，发病时血压高，可服用硝酸甘油 1 片，无效可再服 1 次。采取坐位，双脚自然下垂，同时解开患者衣领扣、放松裤带，及时清除口腔痰液，有条件的可以吸氧。哮喘“背不得”，搬运患者时，不要用背的方式，以免引起呼吸、心搏骤停。

（8）拨打急救电话，尽快让专业人员护送至医院诊治。

四、哮喘的健康教育

1. 疾病知识指导

指导患者及家属认识本病，理解本病的诱因、发病机制、控制目的和治疗效果等。树立治疗信心，保持乐观情绪，避免焦虑、恐惧等不良心理，严格按医嘱坚持长期治疗以有效地控制哮喘发作。

2. 避免诱发因素

针对患者的具体情况，指导其有效控制诱因。如：避免进食能诱发哮喘的食物，如鱼、虾、蛋、牛奶等；避免精神紧张和剧烈运动；居室避免放置花草、地毯，不使用羽绒制品，不养宠物等；避免吸入刺激性物质，如灰尘、烟雾、炒菜油烟等；避免接触油漆、染料等化学物质；避免持续的喊叫等过度换气动作；注意保暖，避免冷空气刺激；既往由呼吸道感染诱发哮喘的患者应重点预防呼吸道感染；缓解期适当进行体力活动以增强体质。

3. 用药指导

让患者认识此病需要坚持长期正规治疗，要求患者严格按医嘱用药，不得自行停药或更改剂量；指导患者熟悉常用平喘药物的治疗作用、正确用法及不良反应等；指导患者掌握正确的药物吸入技术；嘱患者随身携带支气管舒张药气雾剂，出现哮喘发作先兆时立即吸入并保持平静，以减轻哮喘的发作。

4. 自我监测病情

指导患者识别哮喘发作的先兆表现（如鼻咽部发痒、打喷嚏、咳嗽、胸闷等）及病情加重的征象；学会哮喘发作时进行简单的自我处理（立即使用随身携带的吸入剂并保持镇定，使用药物后仍呼吸困难者应及时去医院就诊）；掌握峰流速仪的使用方法，有条件者应记录哮喘日记，为疾病预防和治疗提供参考资料；定期门诊随访。

任务实施

支气管哮喘患者急救的操作程序和注意事项如表 8–1 所示。

表 8–1　气管哮喘患者急救的操作程序和注意事项

操作步骤	操作程序	注意事项
操作前	评估与准备 ·评估患者身体情况，有无意识不清。 ·呼喊附近其他人员协助患者快速离开现场。 ·环境准备：空气流通，室内通风，空气新鲜，但没有过堂风。避免室内有花粉、动物皮毛、煤油、烟雾、油漆等刺激性物质或气体。 ·救治人员准备：立于或跪于患者身体一侧	·避免精神过度紧张； ·避免持续呼救； ·避免诱发因素
操作中	1. 安置体位 ·协助患者取坐位或半卧位休息；或让患者抱着枕头跪坐在床上，腰向前倾，此体位有利于患者呼吸。	

（续上表）

操作步骤	操作程序	注意事项
操作中	2. 保持呼吸道通畅 ·解开衣领和腰带，保持呼吸通畅，昏迷者及时清除口、鼻、咽部分泌物。 3. 缓解呼吸困难 ·有条件的情况下吸氧。 ·吸入糖皮质激素。 4. 病情观察 注意观察患者的生命体征，特别是呼吸频率、节律和深度的改变。 5. 及时送医 ·经现场救治的同时，应立即拨打“120”急救电话，有条件时应迅速送往就近医院抢救治疗	·首次按摩最好在专业中医师指导下进行； ·正确指导药物吸入的方法
操作后	风险防范 ·在平时的健康教育中，应注重生活及疾病相关知识的健康指导，减少诱发因素的影响，减少哮喘发作频率	

知识拓展

吸入器的使用方法

哮喘的治疗多采用吸入给药，应用吸入器，可方便治疗和确保用量准确，常用的有定量雾化吸入器（MDI）和干粉吸入器。

MDI 吸入方法：①取下吸入器的盖子，摇匀药液；②深呼气后头尽量后仰，将喷口置入口中，口唇包住喷头；③经口缓慢深吸气，吸气的同时按压喷药，吸气末尽可屏气 10 s（使药液雾粒到达气道远端），然后再慢慢呼气；④如果需要再次喷药，可休息 3 min 后再重复以上过程，目的是让第一次喷的药物充分起效，气道舒张后，第二次喷的药物可以到达更远端的气道；⑤若吸入的是糖皮质激素，用药完毕立即用清水漱口，并将漱口水吐出。

干粉剂吸入方法：与 MDI 相比，干粉剂的吸入方法较容易掌握，干粉吸入器以吸入启动，患者处于主动吸入状态，避免了呼吸协调的问题。使用时先调节吸入器，装入一次剂量的药物。吸入时，患者先深呼气，然后用双唇含住吸嘴，仰头用力深吸气，吸气后屏气 5～10 s。可重复上述动作，直至药粉吸尽为止。

同步练习

请扫描下方二维码获取本任务练习题。

任务评价

自我检测单

<table>
<tr><td colspan="3">姓名：　　专业：　　班级：　　学号：</td></tr>
<tr><td rowspan="3">任务分析</td><td colspan="2">哮喘发生的常见诱因：</td></tr>
<tr><td colspan="2">哮喘的识别：</td></tr>
<tr><td colspan="2">哮喘的主要特点：</td></tr>
<tr><td rowspan="3">任务实施</td><td>操作前：评估与准备</td><td></td></tr>
<tr><td>操作中：哮喘的现场急救处理</td><td></td></tr>
<tr><td>操作后：风险防范</td><td></td></tr>
</table>

任务二 重症肺炎的急救

任务情境

王先生，58 岁，淋雨后当晚高热，寒战来诊，诉肌肉酸痛及右侧胸痛，放射到右肩，呼吸时加重。查体：T 39 ℃，P 100 次 / min，R 26 次 / min，BP：120/80 mmHg，右下肺语颤增强，呼吸音增粗，可闻及湿性啰音。实验室检查 WBC 18.6×10^9/L，中性粒细胞 80%。

任务：请问王先生可能出现了什么危险？你如何立即正确处理该情况？

任务描述

重症肺炎是由肺组织（细支气管、肺泡、间质）炎症发展到一定疾病阶段，恶化加重形成，引起器官功能障碍甚至危及生命。社区获得性肺炎（CAP）、医院获得性肺炎（HAP）、健康护理（医疗）相关性肺炎（HeAP）和呼吸机相关性肺炎（VAP）均可引起重症肺炎，重症肺炎病死率高达 30% ~ 50%。目前，肺炎居死亡原因的第五位。

一、重症肺炎的病因

因不同病因、不同病原菌、在不同场合所导致的肺组织（细支气管、肺泡、间质）炎症，有着相似或相同的病理生理过程，发展到一定疾病阶段，均可恶化加重成为重症肺炎（SP），引起器官功能障碍甚至危及生命。

引起肺炎的原因很多，最常见的包括感染、化学、物理和免疫原性损伤。肺炎的分类方法很多，一般按病因分类，包括细菌性、肺炎支原体性、立克次体性、衣原体性、病毒性、真菌性、过敏性、放射性和化学性肺炎等。以细菌性肺炎最常见。

二、重症肺炎的表现

1. 重症肺炎的症状

发病初期可有发热、咳嗽、流涕等上呼吸道感染症状，也可突发寒战、高热，体温可达 39 ~ 40 ℃。咳嗽、喘息症状加重，早期咳白色泡沫痰，可带少量血丝，典型者 1 ~ 2 d 后出现铁锈色痰，往后痰液增多而呈黏液脓性或纯脓性（黄痰）。同时，胸部往往有剧烈的刀割样锐痛或针刺样疼痛，随呼吸和咳嗽而加重，严重者有呼吸困难和口唇发绀。部分患者有恶心、呕吐、腹泻等症状。随着病情的发展，常出现不同程度的心慌、呼吸困难和发绀加重；严重者出现嗜睡和烦躁，尤其是老年人，表现为血压降低、四肢厥冷、多汗、发绀、心动过速、尿量减少等。而高热、胸痛、咳嗽等症状不突出而发生昏迷，通常提示由于严重缺氧和二氧化碳潴留及毒素作用，引起脑水肿及中毒性脑病、心功能不全。

2. 重症肺炎的体征

早期体征不明显，呼吸浅、快，严重时出现呼吸急促、鼻翼扇动、口唇青紫、"三凹征"，即胸骨上窝、锁骨上窝、肋间隙在吸气时明显凹陷。早期肺部仅闻呼吸音变粗，以后可闻到中、小湿啰音，后期可闻细小湿啰音或捻发音。当肺炎病灶融合扩大时，肺部叩浊，并听到管状呼吸音。胸部一侧明显叩浊和呼吸音降低，应考虑有无合并胸腔积液。严重者气急、发绀、嗜睡、血压偏低。败血症者，皮肤黏膜可有出血点、神志恍惚等。心率突然增快、肝脏进行性增大，提示心功能不全。

3. 重症肺炎的诊断

具备下述前 4 项中任何 1 项加上第 5 项，并除外肺结核、肺部肿瘤、非感染性肺间质性疾病、肺水肿、肺不张、肺栓塞、肺嗜酸性粒细胞浸润症、肺血管炎等即可诊断。包括：①新近出现的咳嗽、咯痰或原有呼吸道症状加重，出现脓痰，伴或不伴胸痛；②高热；③肺实变体征和（或）湿啰音；④外周血白细胞计数超过 $10\times10^9/L$ 或低于 $4\times10^9/L$，伴或不伴细胞核左移；⑤胸部影像学检查显示新出现片状、斑片状浸润性阴影或间质性改变，伴或不伴胸腔积液。

三、重症肺炎的急救处理

（1）保持呼吸道通畅，及时清除呼吸道分泌物，定时变换体位。密切观察生命体征的变化。

（2）对症治疗：有呼吸困难或面色青紫者应给予吸氧。高热时，首选物理降温，可采用乙醇擦浴、冰袋、冰帽等物理降温措施，以体温缓缓下降为宜，防止虚脱。患者出汗时应及时协助擦汗、更换衣服，避免受凉，高热不退时可给予退热剂，但应及时补充水分。痰多黏稠者，鼓励患者深呼吸，协助其翻身及进行胸部叩击，指导有效咳嗽，促进排痰。痰液黏稠不易咳出，可鼓励患者多饮水，必要时超声雾化吸入，以利痰液排出。烦躁不安者可用镇静药物等。胸痛明显者，协助取患侧卧位，指导患者在深呼吸和咳嗽时用手按压患侧胸部，指导患者采用放松术、局部按摩、穴位按压等方法，以缓解疼痛。

（3）对因治疗：肺炎一经诊断应立即开始抗生素治疗，并根据临床表现、X 线表现、实验室检查，以及疾病严重程度决定选择适当的抗生素。病毒性肺炎选用利巴韦林静滴或肌注 5～7 d。肺部啰音密集，合并细菌感染，可选用适当抗生素；肺炎球菌肺炎一般选用青霉素；症状严重或疑有混合感染，可选用新型青霉素、氨基糖甙类抗生素、红霉素及先锋类。一般用药 10 ~ 14 d，或退热 3 d 后停药。在细菌培养结果回报后，可依据药敏试验结果选择相应的抗生素。

（4）支持疗法：对重症肺炎不能进食者，应予静脉补液。常用 5% 葡萄糖盐水、低分子右旋糖酐平衡液等，年老和心肾功能不全者液量酌减。

（5）并发症的治疗：中毒症状明显或有明显心功能不全或合并脑水肿，严重喘憋症状，在足量有效的抗生素控制下，可短期应用皮质激素，常用氢化可的松，或地塞米松静脉点滴，3 ~ 5 d。心力衰竭时应严格控制输液量及速度，并选用毛花苷 C 0.2 ~ 0.4 mg 加入 50% 葡萄糖液中静脉注射。少尿、水肿时可给呋塞米 20 ~ 40 mg 静脉推注。在顽固性心衰或喘憋症状严重时，可用酚妥拉明 10 mg 静脉点滴，以解除肺小动脉痉挛，加强心肌收缩力，增加心输出量，同时对支气管有轻度扩张作用。重症肺炎合并脑水肿可用利尿剂，用 20% 甘露醇静注或静脉快滴，同时加用地塞米松控制液量以降低颅内压。

（6）机械通气的使用：重症肺炎出现感染性休克时可并发呼吸窘迫综合征和呼吸衰竭，应注意根据病情及早考虑气管插管、气管切开、机械辅助呼吸，以保持呼吸道的通畅。

四、重症肺炎的健康指导

1. 疾病知识指导

向患者及家属讲解肺炎的病因和诱因。要注意休息，劳逸结合，防止过度疲劳；参加体育锻炼，增强体质；避免受凉、淋雨、吸烟、酗酒；积极治疗上呼吸道感染；慢性肺炎、长期卧床、年老体弱者，应注意保持气道通畅。

2. 饮食指导

肺炎链球菌肺炎患者由于抵抗力低下及感染影响消化吸收，应指导家属给予患者营养丰富、少胀气、无刺激、易消化的流质和半流质饮食，少食多餐、多饮水，改善营养状况、增强体质。

3. 心理疏导

肺炎起病急、病情变化快，但抗菌治疗效果好，病程短，预后好。保持良好心态，积极配合治疗与护理，能加快疾病康复。

4. 病情观察

密切监测生命指征，观察病情变化，出现较严重的并发症时，应迅速采取积极的抢救措施，时刻保持气道和静脉通道的畅通。

思政元素

人民至上、生命至上

党的二十大指出："人民至上、生命至上。"

引发肺炎的原因有很多，严重者发展到一定阶段，均可恶化加重为重症肺炎，引起器官功能障碍甚至危及生命，尤其是老年人死亡率高。作为医护人员，救死扶伤是我们的责任，我们不能因为年龄、身份等其他因素影响我们的救治。新冠疫情期间，我们国家救治的最大患者是106岁，我们没有因为其高龄而放弃救治，我们一直遵循"人民至上、生命至上"的原则。正是因为我们的团结一致，我们打赢了疫情阻击战，为世界的疫情防控做出了巨大贡献。

任务实施

重症肺炎患者急救的操作程序和注意事项如表8-2所示。

表8-2　重症肺炎患者急救的操作程序和注意事项

操作步骤	操作程序	注意事项
操作前	评估与准备 ·评估患者身体情况，有无呼吸困难、意识障碍等。 ·呼喊附近其他人员协助，同时就地取材，迅速备物：清洁毛巾、酒精、冰块、床单、有条件的准备氧气等。 ·环境准备：环境安全，通风。 ·救治人员准备：立于或跪于患者身体一侧	·评估患者情况时勿采取大喊大叫、摇晃等错误的方法。 ·有高热的，物理降温，冰块避免与皮肤直接接触
操作中	1. 安置体位 ·置患者于平卧位，使头偏向一侧，胸痛明显者，协助取患侧卧位，指导患者在深呼吸和咳嗽时用手按压患侧胸。 2. 保持呼吸道通畅 ·及时清除口、鼻、咽部分泌物，保持呼吸道通畅。	

（续上表）

操作步骤	操作程序	注意事项
操作中	3. 迅速降温 ·体温高时可采取物理降温法进行体表降温，可在腋窝、腹股沟、腘窝等体表大血管流经处放置冰袋；可在头部或颈部置冰袋以降低进入颅内血液温度；可用加入少量酒精的冷水反复擦拭全身皮肤，边擦拭边按摩，使皮肤血管扩张，血液循环增快，以增加散热而降温，注意避开足心、前胸和腹部。 4. 适当补液 ·鼓励患者多喝水。 5. 病情观察 ·注意观察患者的体温、脉搏、呼吸、瞳孔和神志的变化。 6. 及时送医 ·经现场救治的同时，应立即拨打 120 急救电话，有条件时应迅速送往就近医院抢救治疗	·患者若发生高热惊厥，应迅速降温止惊。 ·注意呼吸频率、节律的改变，是否发生呼吸困难。 ·注意患者的血压、意识状态等，防止病情加重
操作后	风险防范 ·在平时的健康教育中，应注重生活及疾病相关知识的健康指导。要注意休息，劳逸结合，防止过度疲劳；要参加体育锻炼，增强体质，减少疾病的发生	

知识拓展

一场大雨带来的病魔

某大学读二年级的男生小蒋，非常爱好体育，平时常打篮球、长跑等，身体素质很好。2019 年 3 月的一天，小蒋像往常一样和同学放学后到球场打球，突然下起了雨，其他同学陆续都回寝室，小蒋依然在雨中打了半个小时的篮球，全身淋透。当天晚上睡到半夜的小蒋觉得特别冷，第二天早晨开始发热，测了体温发现有 39.5 ℃，在校医院静脉点滴（具体不详）后体温下降，症状好转，后未再继续治疗。两天后无明显诱因突然再次发热，体温达 39.7 ℃，伴咳嗽，咳少量痰，自觉胸闷、胸痛、乏力，室友立即将其送到当地医院。医生体检发现小蒋神志清楚，急性病容，脉搏 115 次 / min，呼吸 28 次 / min，右上肺叩诊浊音，语颤增强，听诊有湿啰音。诊断为“肺炎球菌性肺炎”收入院。给予青霉素抗感染以及祛痰、物理降温、补液等对症处理后，小蒋病情逐渐好转，1 周后出院。出院时，护士嘱咐小蒋以后要注意休息，劳逸结合，多参加体育锻炼，避免受凉、淋雨、吸烟。

同步练习

请扫描下方二维码获取本任务练习题。

任务评价

自我检测单

<table>
<tr><td colspan="3">姓名：　　　专业：　　　班级：　　　学号：</td></tr>
<tr><td>任务分析</td><td colspan="2">重症肺炎发生的常见原因：</td></tr>
<tr><td rowspan="2">任务分析</td><td colspan="2">重症肺炎的识别：</td></tr>
<tr><td colspan="2">重症肺炎的主要特点：</td></tr>
<tr><td rowspan="3">任务实施</td><td>操作前：评估与准备</td><td></td></tr>
<tr><td>操作中：重症肺炎患者的现场急救处理</td><td></td></tr>
<tr><td>操作后：风险防范</td><td></td></tr>
</table>

任务三 高血压的急救

任务情境

张老师，男，60 岁，从事教学工作 30 多年，一向身体健康，但近两年来常感头晕，时有失眠。近几天因老伴生病，情绪紧张而病情加重到医院就诊，测量血压为 170 / 90 mmHg，医生告诉张老师患有高血压病。张老师非常着急地问医生："我怎么会得高血压呢？严重吗？有危险吗？"

任务：你如何立即正确处理该情况？如何给张老师合理的健康指导？

任务描述

血压是指人体血管内的血液向前流动时对血管壁产生的侧压力，由于这种侧压力是在动脉血管上测得，因此又称为动脉压。动脉压包含收缩压和舒张压两种数值，收缩压就是通常说的高压，舒张压就是低压。

2022 年《中国高血压临床实践指南》把血压≥ 130/80 mmHg 定义为高血压。如果连续三次非同日使用同一血压计测量血压都超过正常标准，且此情况持续一段时间，即可诊断为高血压。高血压可分为继发性高血压和原发性高血压。原发性高血压是以血压升高为主要表现，伴或不伴有多种心血管危险因素的循环系统常见疾病，又称高血压病。好发于 40 岁以上的中老年人，患病率和血压水平随年龄增加而升高，常影响到重要脏器，如心、脑、肾的结构与功能，最终导致这些器官的功能衰竭。此病是心血管疾病患者死亡的主要原因之一。近年来，我国 18 岁以上成年人高血压病患病率逐年上升。2002 年卫生部全国调查显示患病率达到 18.8%，北方高于南方，沿海地区高于内地，城市高于农村。

一、高血压的病因

认识高血压

高血压具体病因尚未明确，可能是与遗传、环境两方面有关的多种因素作用的疾病，一般认为遗传因素约占 40%，环境因素约占 60%。

1. 遗传因素

约 60% 的高血压患者有高血压病家族史，父母均有高血压病，其子女的发病率高达 46%。

2. 环境因素

酒、精神应激、肥胖、服避孕药、睡眠呼吸暂停低通气综合征与高血压的发病有关。不同地区人群高血压患病率和血压水平与钠盐摄入量显著相关，钠盐摄入越多，患病率和血压水平越高；脂肪、蛋白质、乙醇摄入量与患病率和血压水平呈线性相关；长期从事精神紧张度高的职业的人患病率也高。

二、高血压的表现

大多数患者起病缓慢，早期多无症状或只有一般表现，长期者可同时伴有心、脑、肾、眼底受累的并发症表现。

1. 一般表现

常有头痛、头晕、眼花、耳鸣、心悸、失眠等症状，这些症状常在紧张、激动、过度运动、睡眠不好时出现或（和）加重。体检患者血压升高，早期血压可波动性升高，中晚期患者往往血压持续性升高，有主动脉瓣区第二心音亢进等。

2. 长期高血压可出现靶器官受损及并发症

（1）脑：长期高血压引起脑动脉硬化，脑供血不足，甚至发生短暂性脑缺血发作、脑血栓形成和脑出血。

（2）心：长期血压升高使左心室后负荷过重，导致左心室肥厚、扩张，引起高血压性心脏病，心功能代偿期可无症状，查体心界向左下扩大；心功能失代偿期出现左心功能衰竭的表现。长期血压增高使冠状动脉受累并发冠状动脉粥样硬化性心脏病，导致心绞痛、心肌梗死、心律失常和心力衰竭、猝死等各种类型冠心病的表现出现。

（3）肾：长期血压升高使肾小球动脉硬化导致肾功能减退，出现尿液异常、氮质血症，甚至尿毒症的表现。

（4）眼：视网膜动脉受累的程度可反映血压升高的程度，可分为Ⅰ、Ⅱ、Ⅲ、Ⅳ级表现，早期视网膜动脉痉挛、变细；长期出现视网膜动脉狭窄、动静脉交叉压迹、眼底出血或渗血伴视盘水肿。

（5）高血压急症：是指各种原因的高血压在诱发因素作用下，短时间内（数小时或数天）使血压急剧升高，伴有心、脑、肾重要器官严重损害或功能障碍的临床危重状态，包括恶性或急进性高血压、高血压危象、高血压脑病等。恶性或急进性高血压多见于中、青年人，起病急、发展迅速，血压显著增高，舒张压≥ 130 mmHg，伴有心、脑、肾、眼底受损及功能障碍表现，如不及时降压治疗，预后很差，常死于肾衰竭、脑卒中、心力衰竭。高血压危象是高血压患者因紧张、劳累、寒冷、激动、骤然停用降压药等诱因作用下，全身小动脉发生强烈痉挛，血压急剧上升，影响全身重要器官血供而产生的危急状态，表现为血压剧升达 260/120 mmHg 以上，出现头痛、烦躁、眩晕、恶心、呕吐、气急、心悸、视物不清等严重表现，需迅速处理。高血压脑病易发生于严重高血压患者，由于血压过高使脑循环急剧障碍，导致脑水肿，临床表现除血压明显升高以外，以脑病的症状、体征为特点，如弥漫性剧烈头痛、呕吐、意识障碍、抽搐甚至昏迷。

3. 血压水平定义及分级

目前，我国采用的血压水平定义及分级标准可见项目二任务四中的表 2–7 所示。

三、高血压的急救措施

（1）立即卧床休息，取半卧位，避免一切不良刺激和不必要的活动，安定患者情绪，必要时使用镇静剂。

（2）发病时可服用 1 片安定及平时医生开的降压药。每 5 ~ 10 min 测量血压一次，以便调整用药剂量，保证血压缓慢下降至安全范围，以保证重要器官血供。密切观察血压急剧升高，有无出现剧烈头痛、呕吐、意识障碍等。

（3）保持呼吸道畅通，必要时吸氧，氧流量每分钟 4 ~ 5 L。若心脏呼吸骤停，立即实施心肺复苏。

（4）迅速拨打急救电话，在医生监护下急送医院。

（5）心电监护，立即建立静脉通道；遵医嘱应用快速作用的降压药，首选硝普钠，应注意现配现用，避光静脉滴注；对有脑水肿患者，应遵医嘱应用快速作用的脱水剂，如 20% 甘露醇快速静脉滴注或呋塞米静脉推注。

四、高血压的健康指导

1. 疾病知识指导

主动与患者及家属沟通，使他们了解高血压病的发病原因及危害性，治疗方法和坚持长期治疗的重要性。

2. 生活指导

指导患者改善不良生活习惯。包括：①注意劳逸结合，保证睡眠充足；学会自我调整心态，使用放松技巧，如听音乐、看书报、深呼吸等避免紧张和激动。②长期坚持摄入低盐、低脂饮食，戒烟限酒，多食蔬菜、水果。③坚持适度运动，指导患者选择合适的运动方式，如散步、慢跑、打太极拳等，不能进行剧烈运动。

3. 心理疏导

让患者认识到保持情绪稳定对控制高血压极为重要。根据患者不同的性格特征指导其增强自我控制能力，保持心态平和。

4. 用药指导

强调长期遵医嘱用药的重要性，告诉患者用药名称、剂量、用法、疗效与不良反应的观察方法，不可随意增减药量和撤换、停用药物。

5. 自我监测

教会患者及家属测量血压的方法，定时测量血压并记录，定期门诊随访，如有血压过高或过低变化，立即就医。

任务实施

高血压患者急救的操作程序和注意事项如表 8–3 所示。

表 8–3 高血压患者急救的操作程序和注意事项

操作步骤	操作程序	注意事项
操作前	评估与准备 ·评估患者有无头晕、头痛、心悸等，有无意识不清，快速测得血压。 ·快速呼救，拨打 120。 ·保持空气流通，避免拥堵	·评估患者情况时勿采取大喊大叫、摇晃等错误的方式。 ·保持安静，避免噪声等的刺激
操作中	1. 安置体位 ·立即卧床休息，取半卧位，避免一切不良刺激和不必要的活动，安定患者情绪，必要时用镇静剂。 2. 保持呼吸道通畅 ·保持呼吸道畅通，必要时吸氧，氧流量每分 4～5 L。若心脏呼吸骤停，立即实施心肺复苏。 3. 迅速降压，保护脑细胞 ·遵医嘱应用快速作用的降压药，首选硝普钠，应注意现配现用，避光静脉滴注；对有脑水肿患者，应遵医嘱应用快速作用的脱水剂，如 20% 甘露醇快速静脉滴注或呋塞米静脉推注。 4. 病情观察 ·注意观察患者的生命体征，注意瞳孔和神志的变化。 5. 及时送医 ·经现场救治的同时，应立即拨打“120”急救电话，有条件时应迅速送往就近医院抢救治疗	·注意观察患者意识状态，注意是否有脑出血发生； ·迅速降压，保护脑细胞
操作后	风险防范 ·在平时的健康教育中，应注重生活及疾病相关知识的健康指导，控制好血压，避免并发症的发生	

知识拓展

高血压病理变化

高血压病早期全身小动脉痉挛，多年后小动脉管壁增厚、管腔硬化狭窄，逐渐累及心脏和血管。心脏受累引起左心室肥厚和扩大，可并发心力衰竭；冠状动脉受累引起冠状动脉硬化，导致冠状动脉粥样硬化性心脏病发生；脑动脉、肾动脉、视网膜动脉受累硬化分别可并发脑出血、脑血栓形成，肾功能衰竭，视网膜渗血和出血。

同步练习

请扫描下方二维码获取本任务练习题。

任务评价

自我检测单

<table>
<tr><td colspan="2">姓名：　　　　专业：　　　　班级：　　　　学号：</td></tr>
<tr><td rowspan="3">任务分析</td><td>高血压发生的常见危险因素：</td></tr>
<tr><td>高血压的识别：</td></tr>
<tr><td>高血压急症的主要特点：</td></tr>
</table>

（续上表）

任务实施	操作前：评估与准备	
	操作中：高血压急症的现场急救处理	
	操作后：风险防范	

任务四 冠心病的急救

任务情境

王先生，男性，60 岁，既往有心绞痛及糖尿病史。晨起慢跑时突发心前区疼痛难忍，并伴有胸闷憋气。

任务：请问王先生可能出现了什么危险？你如何立即正确处理该情况？

任务描述

冠状动脉粥样硬化性心脏病是由多种危险因素引起冠状动脉粥样硬化，使血管腔狭窄、阻塞和（或）冠状动脉痉挛导致心肌缺血缺氧或坏死的心脏病，简称冠心病。此病好发于中老年人，男性多于女性，脑力劳动者较多，欧美国家发病率高于我国，但我国的发病率也呈逐年上升趋势。

冠心病分为 5 种类型：（1）无症状性心肌缺血：无临床症状，但静息、动态、负荷试验的心电图有心肌缺血表现。此型是临床轻微类型，又称隐匿型冠心病。（2）心绞痛：有发作性胸骨后疼痛，为一过性心肌供血不足引起的冠心病。此型是临床常见类型。（3）心肌梗死：冠状动脉血供急剧减少或中断，导致心肌严重持久缺血性坏死。此型是临床严重类型。（4）缺血性心肌病：长期心肌缺血会使心肌纤维化引起心脏增大、心力衰竭、心律失常。（5）猝死：以原发性心脏骤停而猝然死亡为表现，是由冠状动脉血供减少导致急性心肌缺血，局部电生理紊乱引起的短暂严重的心律失常（心室颤动）。本任务讨论心绞痛和心肌梗死相关知识。

一、冠心病的基本病因及危险因素

冠状动脉粥样硬化，研究表明是多种因素通过不同环节作用于冠状动脉血管壁所致。这些因素称为危险因素或易患因素，包括：

（1）年龄、性别：多见于40岁以上的中老年人，49岁以后进展较快。男性多于女性，但女性更年期发病率增加。

（2）血脂异常：脂质代谢异常是动脉粥样硬化最重要的危险因素。如血清总胆固醇、低密度脂蛋白、极低密度脂蛋白增高，高密度脂蛋白降低等。

（3）高血压：与本病发病关系密切，60%～70%的冠心病患者有高血压。高血压患者本病患病率较血压正常者高3～4倍。

（4）吸烟与被动吸烟：吸烟者本病的发病率和病死率较不吸烟者增高2～6倍，且与每日吸烟量成正比。被动吸烟者发病率也较高。

（5）糖尿病：糖尿病患者本病发病率较非糖尿病者高出数倍，且患病后病情进展较快。

（6）其他：包括肥胖与体力活动少，经常摄入高脂肪、高胆固醇、高糖、高盐食物及遗传因素，性格急躁者。

二、冠心病的表现

心梗的评估

1. 心绞痛的表现

发作性胸痛为主要临床表现，典型表现为：

（1）疼痛部位：常出现在胸骨体上段或中段之后，可波及心前区，有手掌大小范围，常放射至左肩、左臂内侧达无名指和小指，或至颈、咽和下颌部。

（2）疼痛性质：常表现为压榨性、发闷或紧缩感，也可有烧灼感。发作时，患者往往被迫停止活动，直至症状缓解。

（3）持续时间：每次疼痛发作常逐渐加重，历时3～5 min后消失，可数日或数周发作一次，也可一日内发作数次。

（4）诱发因素：常因体力劳动或情绪激动（如紧张、愤怒、过度兴奋）而诱发，饱餐、寒冷、吸烟、心动过速、用力排便也是诱因。

（5）缓解方式：休息、停止诱发因素作用后即可缓解，舌下含服硝酸甘油几分钟内也能缓解。

心绞痛发作时常见面色苍白、皮肤湿冷、心率增快、血压升高，心尖区可闻及收缩期杂音和舒张期奔马律等，缓解后消失。

2. 心肌梗死的表现

（1）先兆：大多数患者发病前数日有乏力、胸部不适、活动时心悸、气短及心绞痛等前驱症状，其中以新发生心绞痛或原有心绞痛加重较为突出，如心绞痛较过去发作频繁、程度更剧烈、持续较久、含服硝酸甘油不缓解等。

（2）疼痛：是最先出现、最突出的症状。疼痛多无明显诱因，常在清晨发生，疼痛部位和性质与心绞痛相似，但更剧烈，伴压榨感、窒息感及濒死感，持续时间长，可达数小时或更长，休息和含服硝酸甘油不缓解。少数患者无疼痛，发病即表现为休克或急性左心衰。也有少数患者表现为上腹痛或疼痛放射至下颌、颈部、上背部而易误诊。

（3）全身症状：常于起病 24 ~ 48 h 后出现发热、心动过速、白细胞升高、血沉增快等。体温一般为中等度升高，持续约一周。

（4）消化道症状：心前区疼痛剧烈时伴有上腹胀痛、恶心、呕吐、呃逆等。

（5）心律失常：发生于 75% ~ 95% 的患者。常在起病的 1 ~ 2 d 内发生，尤其以 24 h 内最多见。患者可因梗死部位不同而发生各种心律失常，其中以室性心律失常最多见，尤其是室性期前收缩，也可出现阵发性室性心动过速、房室传导阻滞和束支阻滞。急性心肌梗死早期死亡原因主要是心室颤动，而患者出现频繁、成对、多源、RonT 室性期前收缩或阵发性室性心动过速往往是心室颤动的先兆。

（6）低血压和休克：部分患者因疼痛而血压下降。也有约 20% 的患者在起病后数小时至数日内发生心源性休克，表现为收缩压低于 80 mmHg、烦躁不安、面色苍白、皮肤湿冷、脉搏细速、大汗淋漓、尿量减少（每小时少于 20 mL）、神志模糊甚至昏厥。

（7）心力衰竭：32% ~ 48% 的患者在起病后，尤其在最初几天内发生急性左心衰竭，出现呼吸困难、咳嗽、发绀、烦躁，严重者可发生急性肺水肿。

（8）心浊音界可轻至中度增大，心率增快或减慢，心尖区第一心音减弱，可出现舒张期奔马律或心包摩擦音。除极早期患者血压可增高外，几乎所有的患者均有血压下降。对发生心律失常、休克、心力衰竭者可有相应体征。

三、冠心病的急救措施

（1）休息：无论是心绞痛还是心肌梗死患者，首先应立即停止一切活动坐下或卧床休息，禁止奔走呼救或步行去医院，如在室外应原地蹲下休息。如在冬季野外发病时应注意保暖。

（2）保持呼吸道通畅：应该立即开窗通风保持室内空气新鲜，同时解开患者衣领，及时清除其口腔内的呕吐物以免误吸造成气道阻塞。家属应不断安慰患者避免过度紧张造成气道痉挛引起窒息。有条件可立即经鼻给氧。

（3）舌下含服硝酸甘油：立即舌下含服硝酸甘油 1 片，在 1 ~ 2 min 内就能奏效，作用持续约半小时。或含服异山梨酯 1 ~ 2 片，一般 5 min 奏效，持续作用 2 h。

心绞痛的发作一般在休息及服用硝酸甘油后几分钟即可缓解，否则要考虑心肌梗死的可能。此时硝酸甘油片可增至每 3 ~ 5 min 用 1 次。一些针对冠心病急性发作的喷雾制剂（如硝酸异山梨酯气雾剂）也可在短时间内起效。如患者烦躁不安可让其口服 1 片安定，也可指掐或针刺内关（位于腕横纹上 2 寸，相当于其本人 3 横指处，在两筋之间取穴）等穴位。

（4）及时心肺复苏：如果患者突然倒地，意识不清，面部、四肢抽搐，脸色难看，说明可能要发生心脏骤停了。此时电击除颤是挽救生命的关键措施。接着进行心肺复苏，先做心脏按压，再做人工呼吸。

（5）在进行上述处理的同时应迅速向急救中心呼救。

心梗的护理

四、冠心病的健康指导

1. 疾病知识指导

告知患者和家属本病的诱发因素和危险因素，指导其如何避免和控制发作等，使患者主动配合、积极防治。

2. 生活指导

指导患者规律生活，保证充足睡眠；坚持低盐、低脂饮食，多食蔬菜、水果，避免过饱、戒烟限酒；制订合理的运动计划，坚持适度运动，如散步、慢跑、打太极拳等。

3. 心理疏导

讲明情绪激动及焦虑对心绞痛病情的影响，引导患者正确看待疾病，保持良好心态。对发作期患者应派专人护理，增强安全感，以消除紧张及恐惧心理。

4. 用药指导

叮嘱患者和家属随身携带硝酸酯类药，注意药物有效期并及时更换，以便发作时急用；指导患者和家属正确用药，观察疗效，预防和处理不良反应。硝酸甘油避光保存，开瓶后有效期 6 个月。

5. 自我监测

指导患者学会自我监测，如出现疼痛发作频繁、程度加重、时间延长、含服硝酸甘油不缓解，应警惕心肌梗死发生，立刻呼叫 120 去医院急诊；在病情缓解期应定期复查心电图、血脂、血糖等。

6. 自救指导

发作时立刻就地休息，保持平静；立刻拨打 120 呼救电话，用救护车或担架将患者送往医院，切忌患者步行；疼痛发作可舌下含服硝酸酯制剂或速效救心丸等；如有条件可立即吸入氧气。

任务实施

冠心病患者急救的操作程序和注意事项如表 8–4 所示。

表 8–4　冠心病患者急救的操作程序和注意事项

操作步骤	操作程序	注意事项
操作前	评估与准备 ·评估患者身体情况及胸痛程度。 ·呼救的同时，迅速寻找患者随身携带的药物。 ·环境准备：环境安全，阴凉通风。 ·救治人员准备：立于或跪于患者身体一侧	·停止一切活动，立刻休息； ·评估患者情况时勿采取大喊大叫、摇晃等错误的方式
操作中	1. 安置体位 ·立即停止一切活动，置患者于坐位或平卧位，使头偏向一侧。 2. 保持呼吸道通畅 ·解开衣领和腰带，保持空气清新、流通，昏迷者及时清除口、鼻、咽部分泌物。	·立即停止一切活动； ·正确使用急救药物； ·及时心肺复苏，注意操作手法，避免用力不当或用力过猛
操作中	3. 舌下含服速效救心丸等药物 ·有冠心病病史者应常备急救药物。一旦心绞痛发作可立即舌下含服硝酸甘油 1 片，在 1 ~ 2 min 内就能奏效，作用持续约半小时；或含服异山梨酯 1 ~ 2 片，一般 5 min 奏效，持续作用 2 h。 4. 及时心肺复苏 ·在等待急救车时，如果患者突然倒地，意识不清，面部、四肢抽搐，脸色难看，说明可能要发生心脏骤停了。此时电击除颤是挽救生命的关键措施。如果没有专业的除颤器，要接着进行心肺复苏，先做心脏按压，再做人工呼吸。 5. 病情观察 ·注意观察患者的体温、脉搏、呼吸、瞳孔和神志的变化。 6. 及时送医 ·经现场救治的同时，应立即拨打 120 急救电话，有条件时应迅速送往就近医院抢救治疗	
操作后	风险防范 ·在平时的健康教育中，应注重生活及疾病相关知识的健康指导，注意诱发因素，减少疾病的发生率	

知识拓展

心脏病“动不得”

心脏病突发一般有心绞痛和心肌梗死两种情况。心肌梗死是严重的心绞痛发作。如果已确诊为冠心病的人发生胸闷、气短或胸部压榨性疼痛等症状时，在急救人员到达之前，先让患者保持一个舒服的体位，比如半卧位，一定不要乱动。如果有条件，可以让其吸氧。心绞痛患者发病时可舌下含服一片硝酸甘油，一般 30 s 到 1 min 就能见效。如果无效，3～5 min 后可再含服 1 片，最多 3 片。

同步练习

请扫描下方二维码获取本任务练习题。

任务评价

自我检测单

姓名：	专业：　　班级：　　学号：
任务分析	冠心病发生的常见原因：
	冠心病的识别：
	冠心病的主要特点：

（续上表）

任务实施	操作前：评估与准备	
	操作中：冠心病患者的现场急救处理	
	操作后：风险防范	

任务五　上消化道出血的急救

任务情境

张先生，36 岁，三年来反复出现上腹部疼痛，疼痛多在餐后 3 ~ 4 h 或夜间出现，饮水或进食可缓解。今日解柏油样便 3 次，患者自觉心慌，家人发现患者面色苍白，四肢湿凉，即送急诊求治。

任务：请问张先生可能出现了什么危险？你如何立即正确处理该情况？

任务描述

上消化道出血是指屈氏韧带以上的消化道，包括食管、胃、十二指肠和胰、胆疾病引起的出血，以及胃空肠吻合术后的空肠病变所引起的出血。上消化道大出血指的是数小时内出血量超过 1000 mL 或超过循环血容量 20% 的出血。主要临床表现是呕血和黑便，是常见的临床急症，常伴有血容量减少引起的周围循环衰竭的表现，若抢救不及时可危及生命。

一、上消化道出血的原因

上消化道出血的病因很多，可因消化道本身的炎症、溃疡、机械性损伤、血管病变、肿瘤等因素引起，也可因邻近器官的病变和全身性疾病累及胃肠道所致。其中最常见的是消化性溃疡，约占上消化道出血的50%，其中十二指肠溃疡占大多数。十二指肠溃疡出血率高达60%～70%，出血呈反复性，多有血便，少有呕血。其次是食管下段及胃底静脉曲张、急性胃黏膜损伤、胃癌、食管贲门黏膜撕裂综合征以及器械检查、放射损害、理化因素损伤等。少数可由胰、胆疾病、全身性疾病引起。现将病因分述如下：

1. 食管疾病

食管炎、食管癌、食管贲门黏膜撕裂征、器械检查损伤、异物、放射性和化学性损伤等。

2. 胃十二指肠疾病

消化性溃疡、急性糜烂出血性胃炎、胃癌、胃泌素瘤及其他肿瘤、胃血管异常、胃黏膜脱垂、食管裂孔疝、十二指肠炎、胃手术后病变（吻合口溃疡、吻合口或残胃黏膜糜烂、残胃癌）以及息肉、钩虫病、胃十二指肠结核、胃十二指肠 Crohn 病等。

3. 门静脉高压

肝硬化引起的食管胃底静脉曲张破裂和门静脉炎、门静脉血栓、门静脉受临近肿块压迫等引起的门静脉高压。

4. 上消化道邻近器官或组织的疾病

胆管或胆囊结石、胆道蛔虫病、胆管癌、肝癌、肝脓肿或肝血管瘤破入胆道引起的胆道出血，胰腺癌、急性胰腺炎并发脓肿破溃累及十二指肠的疾病，动脉瘤破入上消化道，纵隔肿瘤或脓肿破入食管。

5. 全身性疾病

过敏性紫癜、动脉粥样硬化、血液系统疾病、结缔组织疾病、尿毒症、急性感染、及各种应激性溃疡均可引起。

二、上消化道出血的表现

1. 呕血与黑便

呕血与黑便是上消化道出血的特征性表现。呕血患者均伴有黑便，但有黑便不一定呕血。出血部位在幽门以上者常有黑便和呕血，在幽门以下者可仅有黑便，但出血量少而速度慢的幽门以上出血亦可仅有黑便，而出血量多、速度快的幽门以下出血可因血液反流而出现呕血。呕血的颜色与出血的量和速度有关。胃出血量少、速度慢，常呈棕褐色咖啡渣样；若出血量多、速度快，常呈鲜红色带有血块。黑便的颜色也受出血的量和速度影响，出血量少、速度慢呈柏油样，出血量多、速度快，呈暗红色或鲜红色。大便的性状也与出血的量和速度有关。出血量多、速度快，呈糊状较稀；出血量少、速度慢，大便成形。

2. 失血性周围循环衰竭

上消化道大量出血时，由于循环血容量减少，静脉回心血容量不足，导致心脏排血量降低，常发生周围循环系统衰竭，其程度轻重因出血量大小和速度而异。一般表现为头昏、心悸、乏力、出汗、口渴、晕厥等组织缺血缺氧表现；严重时呈休克征象，面色苍白、口唇发绀、脉搏细速、血压下降、呼吸急促、皮肤湿冷、意识障碍等。休克时尿量减少，若补足血容量后仍少尿或无尿，并伴有血尿素氮持续增高，则考虑有急性肾功能衰竭可能。

3. 发热

上消化道大量出血后，多数患者在 24 h 内出现低热，一般不超过 38.5 ℃，持续 3 ~ 5 d 后降至正常。发热机制可能与循环血容量减少、周围循环衰竭、贫血导致体温调节中枢功能障碍有关。

4. 氮质血症

一般在一次大量出血后数小时开始升高，24 ~ 48 h 达到高峰，3 ~ 4 d 后降到正常。

5. 血象变化

在急性出血早期，血象检查并无变化，经 3 ~ 4 h 后，出现红细胞、血红蛋白等的下降。出血后 24 h 内网织红细胞即见升高，出血停止后逐渐降至正常。大量出血后 2 ~ 5 h，白细胞计数可升高，血止 2 ~ 3 d 后恢复，肝硬化脾功能亢进者白细胞计数可不升高。

6. 估计出血量

询问和观察呕血与黑便的次数、量、颜色及性状的变化，以便估计出血量和速度。粪便隐血试验阳性提示出血量在 5 mL 以上；出现黑便提示出血量在 50 mL 以上；胃内积血达 250 mL 以上可出现呕血；出血量超过 400 mL 时，患者出现头晕、乏力、心悸、出冷汗等全身症状；出血量在 1 000 mL 以上时，患者表现为眩晕，尤其坐位时明显，可伴有口干、恶心、尿少、血压下降等；若出血量超过 1 500 mL，患者可出现周围循环系统衰竭的表现，可有面色苍白、手足厥冷、神志恍惚、不安，甚至晕倒，脉搏细速，超过 120 次 / min，血压下降，收缩压低于 90 mmHg，严重者引起低血容量性休克。

7. 其他

上消化道出血若是消化性溃疡引起者，上腹部可有轻至中等度压痛。肝硬化门静脉高压引起的食管下段、胃底出血的患者，可有蜘蛛痣、肝掌、脾肿大、腹壁静脉曲张及腹水等体征。出血伴左锁骨淋巴结肿大有可能是胃癌引起的出血。胆囊肿大有触痛伴有黄疸，出血有可能来自胆道或壶腹部周围癌。

三、上消化道出血的急救处理

（1）立即让患者安静，用言语、动作消除其紧张情绪，烦躁的患者可予以口服安定。避免走动，让患者处于侧卧位，保持头低足高，以防剧烈呕吐时引起窒息。这种体位也可保证患者大失血时脑部血流的供应，避免虚脱或晕倒在地。注意为患者保暖。

严密观察患者的意识、呼吸、脉搏。

（2）出血时，立即禁食、禁饮温热水，可让患者用水漱口，并用冷水袋冷敷心窝处。病情严重者如果有条件，可立即给予吸氧。保留患者的呕吐物或粪便，并粗略估计其总量，留取部分标本待就医时化验。

（3）保持呼吸道通畅。防止呕吐物吸入呼吸道引起肺炎或窒息。对已发生昏迷者，应及时清除其口腔内的积血，防止血液吸入气管而造成窒息。

（4）药物止血。可以马上服用云南白药，也可服用甲氰咪胍或雷尼替丁、法莫替丁，这些药有制止胃酸分泌的作用，也能帮助止血。也可缓慢间断饮用100 ~ 200 mL 5 ℃左右的冷饮或冰水或冰牛奶。

（5）迅速转送患者，无论用急救车还是出租车，都应让患者平卧，行车宜平稳，防止颠簸，以免诱发或加重休克。

四、上消化道出血的健康指导

1. 疾病基本知识指导

上消化道大出血的病因和诱因不同，其治疗措施和预后差别很大。向患者和家属介绍原发疾病的基本知识和引起出血的诱发因素，以及出血的预防、治疗和护理知识，减少再度出血的危险。

2. 饮食指导

合理饮食是避免上消化道出血的重要环节。注意饮食的卫生和饮食规律，进食营养丰富、易消化的食物，避免过饥过饱，避免暴饮暴食，避免生、冷、粗糙、刺激性的食物和饮料，避免过热、产气多的食物。

3. 生活指导

生活起居要规律，注意劳逸结合，避免过度劳累。保持乐观心态，戒烟、戒酒，消除不良生活习惯，保证身心良好休整。

4. 指导患者及家属识别出血征象及应急

指导患者和家属学会早期识别出血的征象和应急措施。若出现呕血、黑便或心悸、头晕等症状，应立即卧床休息，保持安静，减少身体活动；呕吐时采取侧卧位或头偏向一侧，清除口腔积血，防止误吸引起息。及时送医救治。

5. 复查

引起上消化道出血的慢性疾病，要定期门诊复查。在医生指导下合理用药，避免损伤胃肠道或诱发消化道出血的药物。

任务实施

上消化道出血患者急救的操作程序和注意事项如表 8–5 所示。

表 8–5 上消化道出血患者急救的操作程序和注意事项

操作步骤	操作程序	注意事项
操作前	评估与准备 ·评估患者身体情况，有无窒息先兆表现，有无意识障碍等。 ·呼喊其他人员协助救治，迅速备物：清洁毛巾、冰水（有条件的准备冰牛奶）、云南白药、床单等。 ·环境准备：环境安全、安静。 ·救治人员准备：立于或跪于患者身体一侧	·患者避免情绪过度紧张，避免走动； ·评估患者情况时勿采取大喊大叫、摇晃等错误的方法
操作中	1. 安置体位 ·让患者处于侧卧位，保持头低足高，以防剧烈呕吐时引起窒息。这种体位也可保证患者大失血时脑部血流的供应，避免虚脱或晕倒在地。 2. 保持呼吸道通畅 ·及时清理口腔的血块、呕吐物及分泌物，防止异物吸入呼吸道引起肺炎或窒息。 3. 禁饮禁食 ·出血时，立即禁食、禁饮温热水，可让患者用水漱口，并用冷水袋冷敷心窝处，病情严重者如果有条件，可立即给予吸氧。保留患者的呕吐物或粪便，并粗略估计其总量，留取部分标本待就医时化验。 4. 止血处理 ·家中如果备有云南白药可马上服用止血，也可服用甲氰咪胍或雷尼替丁、法莫替丁，这些药有制止胃酸分泌的作用，也能帮助止血。也可缓慢间断饮用 100 ~ 200 mL 5 ℃左右的冷饮或冰水或冰牛奶。 5. 病情观察 ·注意观察患者的体温、脉搏、呼吸、瞳孔和神志的变化。 6. 及时送医 ·经现场救治的同时，应立即拨打 120 急救电话，有条件时应迅速送往就近医院抢救治疗	·患者平卧，避免颠簸； ·保持呼吸道通畅，避免窒息； ·留取部分标本待就医时化验
操作后	风险防范 ·在平时的健康教育中，应注重生活及疾病相关知识的健康指导，避免诱发因素，减少上消化道出血的发生	

知识拓展

四腔二囊管介绍

四腔二囊管是对临床使用的三腔二囊管的一种改进。其结构特征是在胃管的一侧设置一食管引流管，且在食管引流管接近食管气囊的远近两侧各开一个近端孔和远端孔，食管气囊的长度由 15 cm 改为 10 cm。其优点为：用于吸取食管囊以上的分泌物，以减少吸入性肺炎的发生，避免因食管内积血反流入气管引起患者窒息，且可向食管腔注入止血药，缩短置管时间，防止食管胃底黏膜糜烂。

同步练习

请扫描下方二维码获取本任务练习题。

任务评价

自我检测单

姓名：	专业： 班级： 学号：
任务分析	上消化道出血发生的常见原因：
任务分析	上消化道出血的识别：
	上消化道出血的主要特点：

（续上表）

任务实施	操作前：评估与准备	
	操作中：上消化道出血患者的现场急救处理	
	操作后：风险防范	

任务六　糖尿病的急救

任务情境

李先生，54 岁，身高 170 cm，体重 80 kg。近一月口干、多饮症状逐渐加重，查空腹血糖 7.8 mmol/L，餐后 2 h 血糖 15 mmol/L，遂来医院就诊。主诉：口渴、多饮、疲乏无力且休息后不能缓解。

任务：请问李先生可能出现了什么情况？你如何正确处理该情况？

任务描述

糖尿病是由多种病因引起以慢性高血糖为特征的代谢性疾病，由于胰岛素分泌或（和）作用的缺陷，引起糖、蛋白、脂肪、水和电解质等一系列代谢紊乱。空腹血糖是糖尿病诊断的主要依据。正常空腹血糖＜ 6.0 mmol/L，糖尿病空腹血糖≥ 7.0 mmol/L 或餐后 2 h ≥ 11.1 mmol/L。随着病情的进展还可以出现眼、肾、心脏、血管、神经等组织器官的慢性进行性病变、功能减退或衰竭。

一、糖尿病的分型

糖尿病分型采取国际上通用 WHO 糖尿病专家委员会提出的病因学分型标准

（1999 年），即 1 型糖尿病、2 型糖尿病、妊娠期糖尿病和其他特殊类型四种类型。1 型糖尿病有胰岛 β 细胞破坏，引起胰岛素绝对缺乏，有酮症酸中毒倾向。可发生于任何年龄，但多见于青少年。起病急，代谢紊乱症状明显，患者需注射胰岛素以维持生命。2 型糖尿病患者大部分超重或肥胖，也可发生于任何年龄，但多见于成年人。患者在疾病初期大多不需要胰岛素治疗。妊娠期糖尿病指妊娠期初次发现的糖尿病，原来已有糖尿病而现在合并妊娠者不包括在内。其他特殊类型糖尿病少见。这里重点介绍 1 型糖尿病和 2 型糖尿病。

二、糖尿病的表现

1. 代谢紊乱症群

1 型糖尿病起病急、症状明显，2 型糖尿病起病慢，症状相对较轻。典型患者出现“三多一少”症状，即多尿、多饮、多食和体重下降。每昼夜尿量达 3 000 ~ 5 000 mL，最高可达 10 000 mL。由于大量尿糖丢失，能量缺乏需要补充引起食欲亢进，食量增加。由于机体不能充分利用葡萄糖，使脂肪和蛋白质分解加速来补充能量和热量。其结果使体内碳水化合物、脂肪及蛋白质被大量消耗，再加上水分的丢失，患者体重减轻、形体消瘦，疲乏无力，精神不振。还有其他症状如四肢酸痛、麻木、腰痛、性欲减退、阳痿不育、月经失调、便秘等。

2. 急性并发症

（1）糖尿病酮症酸中毒（DKA）：1 型糖尿病患者发生 DKA 的原因多是由于中断胰岛素或胰岛素用量不足。2 型糖尿病患者大多因存在应激因素，如感染、创伤、药物等。临床多表现为极度疲乏、四肢无力、极度口渴、多饮多尿，随后出现食欲减退、恶心、呕吐，患者常伴头痛、嗜睡、烦躁、呼吸深快有烂苹果味，进一步发展出现严重失水、尿量减少、眼球下陷、脉搏细速、血压下降，晚期出现各种反射迟钝、消失，甚至昏迷。血糖增加至 16.7 ~ 33.3 mmol/L，血酮体常大于 4.8 mmol/L，CO_2 结合力降低。

（2）高渗高血糖综合征：多见于 50 ~ 70 岁老人，约 2/3 患者发病前无糖尿病史或仅有轻症。常在感染、脑血管意外、胰腺炎、严重肾病、血液透析、不合理限制水分、静脉内高营养、高浓度葡萄糖治疗和某些药物使用下诱发本病。一般表现为原有症状加重，严重者出现不同程度意识障碍，血糖一般为 33.3 mmol/L 以上，血浆渗透压为 330 ~ 460 mmol/L，血钠可达 155 mmol/L，无或有轻度的酮症。

（3）感染：疖、痈等皮肤化脓性感染多见，可致败血症或脓毒血症。足癣、甲癣、体癣等皮肤真菌感染也较常见，女性常合并真菌性阴道炎。肺结核发病率高，进展快，易形成空洞。肾盂肾炎和膀胱炎为泌尿系最常见感染，尤其多见于女性，常反复发作，多转为慢性肾盂肾炎。

3. 慢性并发症

慢性并发症可遍及全身各主要器官，是糖尿病致残、致死的主要原因。

（1）大血管病变：主要累及主动脉、冠状动脉、大脑动脉、肾动脉等，引起冠心病、高血压、肾动脉粥样硬化等。糖尿病患者可发生无痛性心肌梗死、变异型心绞痛或猝死，其发病率比非糖尿病患者高 4 ~ 5 倍；糖尿病合并高血压发生率 30% ~ 50%，肥胖的 2 型糖尿病患者约有 80% 合并高血压。脑血管病、急性脑血管意外如脑梗死、脑出血的发生率是非糖尿病患者的 3 倍。多发闭塞性血管病变如下肢大血管动脉粥样硬化等严重疾病。

（2）微血管病变：肾、视网膜、神经及心肌组织，以糖尿病肾病和视网膜病变为常见，严重者可导致尿毒症、失明。糖尿病性视网膜病变是影响糖尿病患者生活质量最主要的疾病之一，是导致视力减退及失明的主要原因。糖尿病肾病是威胁糖尿病患者的严重并发症。糖尿病肾病导致肾功能衰竭，发生尿毒症，是糖尿病患者死亡的主要原因。

（3）神经病变：以周围神经病变最常见，呈对称性肢端感觉异常（分布如袜子和手套状）、痛觉过敏等。自主神经病变致尿潴留、胃肠功能失调和直立性低血压等。主要症状有：感觉障碍，如肢体疼痛、麻木、有蚁走感、灼烧感等；运动障碍，如肌肉萎缩、腱反射减弱或消失等；自主神经功能障碍，如皮肤干燥、少汗、指甲或趾甲营养障碍；心血管自主神经症状，如心跳过速、心肌梗死、下肢过冷等。

（4）其他病变：白内障、青光眼、糖尿病足等。糖尿病足是多种因素引起的严重糖尿病并发症。糖尿病患者足部病变的发生率是非糖尿病患者的 17 倍，截肢率是非糖尿病患者的 20 ~ 40 倍。

4. 低血糖

低血糖是指血糖浓度低于 2.8 mmol/L，脑细胞因缺乏能量而引起交感神经过度兴奋和脑功能障碍，严重者昏迷，早期及时补充葡萄糖可使症状迅速缓解，否则将出现不可逆的脑损伤，甚至死亡。主要表现交感神经兴奋症状，有明显的乏力、出汗、颤抖、面色苍白、饥饿感、心率加快、收缩压增高等症状。低血糖为糖尿病患者最常见的并发症。

三、糖尿病的急救措施

一旦发生 DKA 与高渗高血糖综合征应积极抢救。

1. DKA 及高渗高血糖综合征的救助措施

使患者保持平静、平卧，保持呼吸道通畅；若出现心脏骤停，立即实施心肺复苏；拨打急救电话，尽快让专业人员护送至医院诊治。

2. 低血糖的救助措施

发现低血糖的患者首先要扶助，避免其摔倒，造成外伤；迅速把其放平，补充葡萄糖。意识清醒且能自主吞咽者可补充一些糖水、甜果汁、饼干等，任何含糖较高的食物都可以，让其缓慢食用，及时补充糖分。

四、糖尿病的健康指导

1. 疾病知识指导

增加对疾病的认识，采取多种方法，指导患者及家属增加对疾病的放录像、发放宣传资料等，让患者和家属了解糖尿病的病因、临床特征方法，提高患者对治疗的依从性，使之以乐观积极的态度配合治疗。

2. 病情监测指导

指导患者定期复诊，一般每 2 ~ 3 个月复检。如原有血脂异常，每 1 ~ 2 个月监测 1 次；如原无异常，每 6 ~ 12 个月监测 1 次即可。体重每 1 ~ 3 个月测 1 次，以了解病情控制情况，及时调整用药剂量。每 3 ~ 6 个月门诊定期复查，每年全身检查 1 次，以便尽早防治慢性并发症。

胰岛素笔的使用方法

3. 用药及自我护理指导

（1）需向患者详细讲解口服降糖药及胰岛素的名称、剂量、给药时间和方法，教会其观察药物疗效和不良反应。

（2）强调饮食治疗与运动疗法的重要性，并指导患者掌握具体实施及调整的原则和方法。生活规律，戒烟酒，注意个人卫生。

（3）心理调适，说明情绪、精神压力对疾病的影响，并指导患者正确处理疾病所致的生活压力。强调糖尿病的可防可治性，解除患者及家属的思想负担，树立起与糖尿病做长期斗争及战胜疾病的信心。

（4）患者及家属应熟悉糖尿病常见急性并发症发生时，如低血糖反应、酮症酸中毒、高渗性昏迷等的主要临床特征、观察方法及处理措施。

（5）预防意外发生：教导患者外出时随身携带识别卡，以便发生紧急情况时及时处理；注意随身携带一些食物，以便发生低血糖时食用。

任务实施

糖尿病患者急救的操作程序和注意事项如表 8-6 所示。

表 8–6　糖尿病患者急救的操作程序和注意事项

操作步骤	操作程序	注意事项
操作前	评估与准备 ·评估患者身体情况，有无意识不清。 ·呼喊附近其他人员协助救治，迅速备物：清洁手帕或小毛巾、饼干、糖果、甜果汁等，有条件的可备葡萄糖和生理盐水。 ·环境准备：环境安全，阴凉通风。 ·救治人员准备：立于或跪于患者身体一侧	·评估患者情况时勿采取摇晃等错误的方式； ·应就地抢救，保持安静，避免刺激
操作中	1．安置体位 ·立即置患者于平卧位。 2．保持呼吸道通畅 ·使患者头偏向一侧，保持呼吸道通畅。 3．控制血糖 ·低血糖发生时，意识清醒且能自主吞咽者，可给予饼干、糖果、甜果汁等，有条件的可备葡萄糖和生理盐水。 4．病情观察 ·注意观察患者的体温、脉搏、呼吸、瞳孔和神志的变化。心脏骤停时，迅速进行心肺复苏。 5．及时送医 ·经现场救治的同时，应立即拨打 120 急救电话，有条件时应迅速送往就近医院抢救治疗	·无法识别和判断糖尿病并发症性质时，应尽快让患者进食含糖食物
操作后	风险防范 ·在平时的健康教育中，应注重生活及疾病相关知识的健康指导，注重饮食控制及合理运动，避免低血糖等并发症的发生	

知识拓展

糖尿病是常见病、多发病，是严重威胁人类健康的世界性公共卫生问题。据国际糖尿病联盟（IDF）统计：2015 年全球糖尿病患病人数已达 4.15 亿，预计到 2040 年全球糖尿病患病人数将达到 6.24 亿。随着我国经济的高速发展、生活方式改变和人口老龄化，我国糖尿病率也呈快速增长趋势。2015 年我国成人糖尿病患者人数为 1.096 亿，居世界第一位。

同步练习

请扫描下方二维码获取本任务练习题。

任务评价

自我检测单

<table>
<tr><td colspan="3">姓名：　　　　专业：　　　　班级：　　　　学号：</td></tr>
<tr><td rowspan="3">任务分析</td><td colspan="2">糖尿病的分型：</td></tr>
<tr><td colspan="2">低血糖的识别：</td></tr>
<tr><td colspan="2">低血糖的主要特点：</td></tr>
<tr><td rowspan="3">任务实施</td><td>操作前：评估与准备</td><td></td></tr>
<tr><td>操作中：低血糖患者的现场急救处理</td><td></td></tr>
<tr><td>操作后：风险防范</td><td></td></tr>
</table>

任务七 脑血管疾病的急救

中风快速识别法

任务情境

张某，男，65 岁，突发不省人事 2 h。患者 2 h 前饮酒时，突发言语不清，随即昏倒，呕吐 2 次，为胃内容物，并大小便失禁，患者有高血压 20 年，无结核、肝炎病史，无心脏病、糖尿病史，无药物过敏史。酗酒 30 年，每天饮白酒 4 两。

任务：请问张某可能出现了什么危险？你如何立即正确处理该情况？如何对该患者进行健康指导？

任务描述

脑血管疾病（CVD）是由于栓塞和血栓形成导致的血管腔闭塞、血管破裂、血管壁损伤或通透性发生改变及血黏度增加或血液成分异常变化引起的疾病，是神经系统的常见病、多发病。急性脑血管疾病依据病理性质可分为缺血性脑血管疾病和出血性脑血管疾病。前者主要包括短暂性脑缺血发作和脑梗死（脑血栓形成、脑栓塞、腔隙性梗死）；后者主要包括脑出血和蛛网膜下腔出血。

短暂性脑缺血发作（TIA）：是颅内血管病变引起的短暂性、局灶性神经功能缺损。临床以反复发作，持续时间短暂，不留后遗症为主要特点。

脑梗死（CI）：又称缺血性脑卒中，是指引起脑部血液循环障碍，导致局部脑组织缺血、缺氧性坏死，而出现相应神经功能缺损的临床综合征。临床上常见的有脑血栓形成和脑栓塞。脑血栓形成（CT）是脑血管疾病中最常见的一种，是指颅内外供应脑组织的动脉血管壁发生病理改变，血管腔变狭窄或在此基础上形成血栓，造成脑局部急性血流中断，脑组织缺血、缺氧、软化坏死，出现相应的神经系统症状体征，常出现偏瘫、失语等。脑栓塞是由各种栓子（血流中异常的固体、液体）沿血液循环进入脑动脉，引起急性血流中断而出现相应供血区脑组织缺血、坏死及脑功能障碍。

脑出血（ICH）：是指原发性、非外伤性脑实质内出血，急性期脑出血病死率为 30% ~ 40%，在脑出血中大脑半球出血约占 80%，脑干和小脑出血约占 20%。

蛛网膜下腔出血（SAH）：通常为脑底部动脉瘤或脑动静脉畸形破裂，血液直接流入蛛网膜下腔所致。蛛网膜下腔出血约占急性脑卒中的 10%，占出血性脑卒中的 20%，死亡率高，但致残率低。各年龄组均可发病，以青壮年多见。

一、脑血管疾病的病因

1. 缺血性脑血管疾病病因

（1）有无动脉粥样硬化、高血压、糖尿病、高脂血症、心脏病以及类似发作的病史。

（2）脑血栓形成：最常见的病因是脑动脉粥样硬化。高血压常与脑动脉硬化并存，相互影响，高脂血症、糖尿病等往往加速脑动脉硬化的进展，使病情加重。在睡眠、失水、心力衰竭等情况时血压下降、血流缓慢，胆固醇易于沉积在内膜下层，引起血管壁动脉变硬、迂曲、血小板及纤维素等血液中有形成分黏附、聚集，形成血栓。脑部任何血管都可发生血栓形成，但以颈内动脉、大脑中动脉多见。血栓形成后，血流受阻或完全中断，若侧支循环不能代偿供血，受累血管供应区的脑组织则缺血、水肿、坏死。数周后坏死的脑组织被吸收，胶质纤维增生或瘢痕形成。

（3）脑栓塞：栓子来源可分为心源性、非心源性（动脉粥样硬化斑块与附着物及肺静脉血栓脱落）、来源不明性三大类。其中心源性为脑栓塞最常见的原因，在发生脑栓塞的患者中约一半以上为风湿性心脏病二尖瓣狭窄并发心房颤动。

2. 出血性脑血管疾病病因

（1）脑出血最常见的病因是高血压，约占全部脑出血的 60% 以上。多数是高血压与脑动脉粥样硬化并存。最常见的诱发因素是用力和情绪波动。

（2）蛛网膜下腔出血最常见的原因是先天性脑动脉瘤，其次是动脉硬化性动脉瘤、脑动静脉血管畸形、烟雾病。这些血管病变可引起自发破裂，或在血压突然增高时被冲击破裂，导致蛛网膜下腔出血。

谁在从中作“梗”——脑梗塞

二、脑血管疾病的表现

1. 短暂性脑缺血发作

短暂性脑缺血发作突然、历时短暂，一般为 5 ~ 20 min，最长不超过 24 h，可完全恢复，不留后遗症。常反复发作，一日内可多达数次。

2. 脑血栓形成

脑血栓患者多数在安静休息时发病，不少患者在睡眠中发生，次晨被发现不能说话，一侧肢体瘫痪。病情多在几小时或几天内发展达到高峰，也可表现为症状进行性加重或波动。多数患者意识清楚，少数患者可有不同程度的意识障碍，持续时间较短。神经系统体征主要决定于脑血管闭塞的部位及梗死的范围，常见为局灶性神经功能缺损的表现，如失语、偏瘫、偏身感觉障碍等。如为颈内动脉系统血管血栓形成，典型病例可出现病灶对侧偏瘫、偏身感觉障碍和同向偏盲（三偏征），优势半球受损出现失语。如为椎 – 基底动脉系统血栓形成，可出现眩晕、呕吐、眼球震颤、共济失调、构音障碍、吞咽困难、饮水呛咳、四肢瘫或交叉瘫等。根据起病形式可分为可逆性缺血性神经功能缺失、完全型、进展型、缓慢进展型几种。

3. 脑栓塞

起病急骤是脑栓塞病的主要特征。在数秒钟或很短的时间内症状发展至高峰。多属完全性卒中，个别患者可在数天内呈阶梯式进行性恶化，为反复栓塞所致。常见的临床症状为局限性抽搐、偏盲、偏瘫、偏身感觉障碍、失语等，意识障碍常较轻且很快恢复。严重可引起昏迷、全身抽搐，可因脑水肿或颅内压增高，继发脑疝而死亡。

4. 脑出血

脑出血常发生于 50 ~ 70 岁，男性略多，冬春季易发。多在情绪紧张、兴奋、排便、用力时发病。起病突然，往往在数分钟至数小时内病情发展至高峰。患者血压常明显升高，并出现头痛、呕吐、偏瘫、失语、意识障碍、大小便失禁等。病情危重呈潮式呼吸或不规则呼吸。由于出血部位和出血量不同，临床特征各异。

（1）基底节区出血：壳核出血多见，主要由豆纹动脉尤其是其外侧支破裂引起。损伤内囊引起对侧偏瘫，双眼向病灶侧凝视，病灶对侧偏身感觉障碍，同向性偏盲。优势半球受累可有失语。如出血量小，临床症状轻，则预后较好；出血量较大时，临床症状重，也可引起脑疝，甚至死亡。

（2）脑干出血：常为脑桥出血。出血常先从一侧开始，表现为交叉性瘫痪，双眼呈“凝视瘫肢”状。脑桥出血多迅速波及两侧，出现双侧面部和肢体瘫痪。大量出血时昏迷，双侧瞳孔呈针尖样，病情常迅速恶化，多数在 24 ~ 48 h 内死亡。

（3）小脑出血：多见于一侧半球出血。常表现为一侧枕部的疼痛、眩晕、呕吐、病侧肢体共济失调，可有脑神经麻痹、眼球震颤，但无肢体瘫痪。

5. 蛛网膜下腔出血

患者常在剧烈运动、过度疲劳、情绪激动、用力排便等时突然出现剧烈头痛、呕吐、面色苍白、全身冷汗。在数十分钟至数小时内发展至高峰，呈胀痛或爆裂样疼痛，难以忍受。可有短暂的意识障碍或烦躁、谵妄、幻觉等精神症状，少数出现部分性或全面性癫痫发作，重症患者起病后迅速陷入昏迷。

三、脑血管疾病的急救措施

1. 缺血性脑血管疾病的救护措施

避免搬动及晃动患者，尽量不让患者倒下，如果发病急倒地，不要生硬扶患者站起；解开患者衣领，头抬高 30° 躺下，有条件的给予吸氧；如果患者昏迷，应保持呼吸道畅通；如果有义齿等口腔异物，将其取出随时清理患者的呕吐物，以免堵塞、误吸；呼吸、心搏骤停者立即进行心肺复苏；为防止脑血管收缩，导致脑缺血进一步加重，患者禁止使用冰帽；尽量限制进水、进食；密切观察患者呼吸、脉搏、瞳孔等生命体征的变化，同时迅速拨打急救电话，请专业医生进行诊治。

2. 出血性脑血管疾病的救助措施

脑出血的急性期，需要绝对卧床 24 ~ 48 h，安置患者侧卧位，有利于分泌物的自然流出，防止窒息。头部应抬高 15° ~ 30° ，以利于颅内血液回流。脑出血应禁食 2 ~ 3 d，生命体征平稳、无颅内压增高及严重的消化道出血时，可开始流质饮食。蛛网膜下腔出血患者安置绝对卧床 4 ~ 6 周，避免情绪激动，止血常用氨甲苯酸、6- 氨基已酸、酚磺乙胺等药物。如果有呕吐物阻塞，要及时清除，保持患者呼吸道通畅；未得到医生许可，不要给患者进食及饮水，有条件的可给患者吸氧；尽可能避免搬动和不必要的检查；避光和降温，头颈部、腹股沟区用冰袋冷敷或者放置冰水毛巾，降低脑部温度，有利于减轻脑水肿和颅内压。如果有高热，可在腋窝、腹股沟等处采取冷敷，以降低脑代谢率和耗氧量，增加脑缺氧耐受力，从而降低颅内压。

四、脑血管疾病的健康指导

1. 疾病知识指导

详细告知患者本病的病因、常见症状、预防及治疗知识。帮助患者了解肥胖、吸烟、酗酒、饮食结构不合理与本病的关系，改变不良生活方式，防止发生高血压和动脉粥样硬化。

2. 生活指导

生活起居规律，坚持适当的体育锻炼和运动，注意劳逸结合，尽量避免单独外出。扭头或仰头动作不宜过急，幅度不要太大，防止诱发短暂性脑缺血发作或跌倒。保持心情愉快，情绪稳定，避免精神紧张。指导患者饮食要清淡，要低盐、低脂、低胆固醇，避免刺激性食物或饱餐，多食新鲜蔬菜和水果，戒除烟酒。

3. 用药指导

嘱患者遵医嘱服药，不要随意更改药物及停药；告知患者药物的作用、不良反应及用药注意事项。如发现短暂性脑缺血反复发作或症状加重应及时就医。

4. 自我预防

指导患者避免诱因，对生育期已婚女患者，应指导其患病后 1 ~ 2 年内避免妊娠及分娩。对有条件的患者应尽早进行手术治疗。

任务实施

脑血管疾病患者急救的操作程序和注意事项如表 8–7 所示。

表 8-7　脑血管疾病患者急救的操作程序和注意事项

操作步骤	操作程序	注意事项
操作前	评估与准备 ·评估患者身体情况，有无意识障碍。 ·呼喊附近其他人员就地取材，迅速备物：毛巾、冰块、纸巾。 ·环境准备：环境安全，阴凉通风。 ·救治人员准备：立于或跪于患者身体一侧	·避免摇晃，直接搬运患者
操作中	1. 安置体位 ·立即使患者平卧位，使头偏向一侧，头抬高30°。 2. 保持呼吸道通畅 ·及时清除口、鼻、咽部分泌物，保持呼吸道通畅。 3. 迅速降温 ·脑出血患者避光和降温，头颈部、腹股沟区用冰袋冷敷或者放置冰水毛巾，降低脑部温度，有利于减轻脑水肿和颅内压。如果有高热，可在腋窝、腹股沟等处采取冷敷，以降低脑代谢率和耗氧量，增加脑缺氧耐受力，从而降低颅内压。 4. 病情观察 ·注意观察患者的体温、脉搏、呼吸、瞳孔和神志的变化。 5. 及时送医 ·经现场救治同时，应立即拨打 120 急救电话，有条件时应迅速送往就近医院抢救治疗	·注意患者是否发生喷射样呕吐，剧烈头痛，意识丧失，甚至呼吸骤停。需及时送医院，避免不合理搬动
操作后	风险防范 ·在健康教育中，应注重日常生活及疾病相关知识的健康指导及预防，减少脑血管疾病的发生	

知识拓展

脑血栓“慢不得”

对于缺血性脑血管疾病，发病后的 6 h 尤其重要，一旦超过 6 h，就失去了药物治疗的最佳时机，脑组织可能因为缺血时间过长，而发生各种后遗症。所以，发现患者有言语不清、肢体轻瘫或发麻的症状，一定要第一时间打急救电话，去医院进行详细诊治。在等待救护车来的时候，家属可以让患者平躺，别枕枕头，更不要贸然用药。如血压太高，可以吃一些降压药。

脑血栓“颠不得”

患有高血压的人，容易发生脑出血，一旦发生，死亡率很高。一开始，患者会出现嘴歪眼斜，说话大舌头。随后，大多数患者会出现突发性昏迷，喷射状呕吐。等待急救时，让患者侧卧，保持不动，避免呕吐物堵塞气道，千万不要灌药或喝水。为避免加重脑出血，搬运过程中要尽量少颠簸，最好就近治疗，待病情稳定后再转院。在车辆、担架上时，要保持患者头高位，不可晃动。同时，还应将患者的头偏向一侧，以便呕吐物流出。

同步练习

请扫描下方二维码获取本任务练习题。

任务评价

自我检测单

姓名： 专业： 班级： 学号：	
任务分析	脑血管疾病发生的常见原因：
	脑血管疾病的识别：
	脑血管疾病的主要特点：

（续上表）

任务实施	操作前：评估与准备	
	操作中：脑血管疾病的急救处理	
	操作后：风险防范	

任务八 癫痫的急救

任务情境

在公交车上，一名年轻男子突然跌倒，神志不清、四肢抽搐、两眼上翻、牙关紧闭，小便失禁，8 min 后逐渐清醒，醒后对发作全无记忆，情绪焦虑。

任务：请问该男子可能出现了什么危险？你如何立即正确处理该情况？

任务描述

癫痫（EP）是一组以脑神经元异常放电导致的慢性反复发作性短暂脑功能失调综合征，以引起反复癫痫性发作为特征，是发作性意识丧失的常见原因。癫痫发作是脑神经元过度同步放电引起的短暂脑功能障碍，癫痫是神经系统疾病中仅次于脑血管的第二大常见疾病。一般人群癫痫的年发病率为万分之五至万分之七，患病率为 0.5%。按照病因主要分为特发性癫痫和症状性癫痫两类。

一、癫痫发生的原因

1. 特发性癫痫

特发性癫痫的病因不明，未发现脑部有足以引起癫痫发作的结构性损伤或功能异常，可能与遗传因素密切相关。

2. 症状性癫痫

由脑内器质性病变（脑部先天性疾病、颅脑外伤、颅内感染、脑血管病、颅脑肿瘤）和全身性疾病（一氧化碳中毒等所致脑缺氧，苯丙酮尿症、尿毒症等代谢性疾病）所致，临床上此型多见。

3. 影响癫痫发作的因素

（1）遗传因素：在特发性癫痫的近亲中，癫痫的患病率为1%～6%，高于普通人群。在症状性癫痫的近亲中，癫痫的患病率为1.5%，高于一般人群。

（2）环境因素：年龄、内分泌、睡眠等环境因素和癫痫的发作有关；饥饿、过饱、疲劳、饮酒、精神刺激和代谢紊乱可以诱发癫痫。部分患者在特定的条件下发作，如音乐、闪光、下棋、阅读、刷牙等，这一类癫痫统称反射性癫痫。

4. 发病机制

癫痫发病机制复杂，尚未完全阐明，但不论是何种原因引起的癫痫，其电生理改变是一致的，即发作时大脑神经元出现异常、过度同步性放电。

二、癫痫的表现

癫痫具有短暂性、刻板性、间歇性和反复发作的特征。国际抗癫痫联盟将痫性发作分为部分性发作、全面性发作和不能分类的癫痫发作三大类。

1. 部分性发作

（1）单纯部分性发作：多为症状性癫痫。以发作性一侧肢体、局部肌肉感觉障碍或节律性抽动为特征，持续时间短，一般不超过1 min，起始与结束均较突然，无意识障碍。如抽搐发作时自一侧拇指、脚趾、口角开始，按大脑皮质运动区的分布顺序扩延，逐渐传至半身，即称为杰克逊（Jackson）发作。

（2）复杂部分性发作：又称精神运动性发作，主要特征为有意识障碍，于发作开始时出现错觉、幻觉等各种精神症状或特殊感觉，随后出现意识障碍、自动症或遗忘症。病灶多在颞叶，故又称颞叶癫痫。

（3）部分性发作继发泛化：单纯部分性发作可发展为复杂部分性发作；单纯或复杂部分性发作可发展为全面性强直－阵挛发作。

2. 全面性发作

全面性发作伴有意识障碍或以意识障碍为首发症状。

（1）全面性强直－阵挛发作（GTCS）：又称大发作，是最常见的发作类型之一。主要特征为全身肌肉强直和阵挛，伴有意识丧失和自主神经功能障碍。大多数患者发作前无先兆，部分患者在发作前一瞬间可能有头晕、血气上冲、无名恐惧、局部轻微抽动等先兆症状。发作分为三期：①强直期，患者突然意识丧失，发出尖叫后摔倒，全身骨骼肌强直性收缩，眼球上翻，喉部痉挛，口部先强直后突闭，可咬破舌尖，颈部和躯干先屈曲后反张，上肢屈曲，下肢伸直，呼吸暂停，瞳孔散大及对光反射消失。此期持续10～20 s，可有跌倒、外伤。②阵挛期，强直期后全身肌肉一张一弛交替抽动，阵挛频率逐渐变慢，松弛期逐渐延长，在最后一次强烈阵挛后抽搐突然终止，所有肌肉松弛，但意识仍未恢复。本期持续 0.5 ~ 1 min 或更长，可发生舌咬伤。③惊厥后期，阵挛期后可出现短暂的强直痉挛，以面部和咬肌为主，导致牙关紧闭。本期全身肌肉松弛，可发生大小便失禁；呼吸首先恢复，口鼻有泡沫或血沫；心率、血压和瞳孔也随之恢复正常，意识逐渐苏醒。发作开始至恢复意识历时 5 ~ 10 min。清醒后患者常感头昏、头痛、全身酸痛和疲乏无力，对发作过程全无记忆。部分患者还可进入昏睡状态，持续数小时或更长。

（2）强直性发作：多见于弥漫性脑损害儿童，常在睡眠中发作。表现为全身或部分肌肉强直性收缩，头、眼、肢体固定在某一位置，躯干呈角弓反张，伴短暂意识丧失，面部青紫、呼吸暂停、瞳孔散大等。

（3）阵挛性发作：仅见于婴幼儿，特征是全身重复性阵挛性抽动伴意识丧失，无强直期，持续一分钟至数分钟。

（4）肌阵挛发作：常见于儿童及青少年，特征是突发短促的震颤样肌收缩，表现为全身闪电样抖动或面部、某一肢体、个别肌群颤动，一般无意识障碍。

（5）失神发作：典型失神发作称小发作，多见于儿童。特征是突发短暂的意识丧失，每次发作 3 ~ 15 s，每天发作数次或几十次不等。发作时患者停止在进行的动作，双眼凝视，呼之不应，手中持物可坠落，一般不会跌倒，事后立即清醒，继续原先活动，但对发作无记忆。

（6）无张力发作：表现为部分或全身肌肉的张力突然降低，导致垂颈、张口、肢体下垂、跌倒等，发作后立即清醒并站起。

3. 癫痫持续状态

又称癫痫状态，指癫痫连续发作之间意识尚未完全恢复又再次频繁发作，或癫痫发作持续 30 min 以上不能自行停止。多由于突然停用抗癫痫药，或因饮酒、孕产、精神紧张、过度疲劳及合并感染所致，常伴有高热、脱水、酸中毒，如不及时终止发作，可因呼吸、循环及脑功能衰竭而死亡。

三、癫痫的急救措施

1. 急救原则

癫痫持续状态患者应尽快制止发作，保持呼吸道通畅，立即采用维持生命功能的措施，防止并发症。立即拨打 120 急救电话，有条件时应迅速送往就近医院抢救治疗。

2. 发作时的处理

（1）防止受伤：有发作先兆时，应立即就地平卧，取下眼镜和义齿，将手边的柔软物垫在患者头下，移去患者身边的危险物品；抽搐发作时，切勿用力按压肢体，以免造成骨折、肌肉撕裂及关节脱位；对躁动的患者，应专人守护，放置保护性床挡，必要时使用约束带。

（2）保持呼吸道通畅：患者取头低侧卧位，使呼吸道分泌物由口角流出，为保持呼吸道通畅应解开领扣和裤带；防止舌后坠阻塞呼吸道，必要时用舌钳将舌拖出；及时吸氧，床边备好吸引器和气管切开包等，及时清除口鼻腔分泌物；不可强行喂食、喂水。

四、癫痫的健康指导

1. 疾病知识指导

向患者及家属介绍本病的基本知识和发作时家庭紧急救护方法。指导患者避免各种诱发因素，如过度疲劳、睡眠不足、便秘、情感冲动等；向患者及家属强调遵医嘱服药的重要性，切忌自行停药、减药、自行换药或漏服药，用药时注意有无药物不良反应，一旦发现立即就医，以调整药物。

2. 生活指导

鼓励患者积极参与有益的社交活动，保持良好的心理状态，提高自信心，减轻心理负担。禁止从事攀高、游泳、驾驶及带电作业等危险的工作或活动，以免危及生命。嘱患者随身携带病情诊疗卡，注明姓名、地址、病史及联系电话等，以备癫痫发作时得到及时救治。有家族史的指导生育。保持良好的饮食习惯。

3. 用药指导

向患者及家属解释控制癫痫发作需长时间服药的道理，遵医嘱按时服药，切忌随意增减或撤换药物，注意观察有无药物不良反应。定期门诊复查并动态监测血药浓度、血常规和肝、肾功能等。

任务实施

癫痫患者急救的操作程序和注意事项如表 8–8 所示。

表 8–8 癫痫患者急救的操作程序和注意事项

操作步骤	操作程序	注意事项
操作前	评估与准备 ·评估患者身体情况，有无意识不清。 ·呼喊附近其他人员就地取材，迅速备物：毛巾、纱布、宽布带、舌钳等。 ·环境准备：环境安全，阴凉通风。 ·救治人员准备：立于或跪于患者身体一侧	·就地抢救，保持安静，避免声、光等刺激

（续上表）

操作步骤	操作程序	注意事项
操作中	1. 安置体位 ·患者平卧位，使头偏向一侧。 2. 保持呼吸道通畅 ·解开衣领和腰带，口部放置牙垫，及时清除口、鼻、咽部分泌物。 3. 病情观察 ·注意观察患者的体温、脉搏、呼吸、瞳孔和神志的变化。 4. 及时送医 ·经现场救治的同时，应立即拨打120急救电话，有条件时应迅速送往就近医院抢救治疗	·切勿用力按压肢体，以免造成骨折、肌肉撕裂及关节脱位
操作后	风险防范 ·在平时的健康教育中，应注重生活及疾病相关知识的健康指导，避免诱发因素，减少癫痫发病频率	

知识拓展

世界癫痫日的由来

2002年，国际癫痫署、国际抗癫痫联盟和WHO共同发起了“全球抗癫痫运动”来纪念意大利一位著名癫痫治疗专家Valentine，而Valentine恰好与情人节Valentine’s Day同名，因此宣布2月14日为“世界癫痫日”。

同步练习

请扫描下方二维码获取本任务练习题。

任务评价

自我检测单

姓名：	专业：	班级： 学号：
任务分析	癫痫发生的常见原因：	
	癫痫的识别：	
	癫痫的主要特点：	
任务实施	操作前：评估与准备	
	操作中：癫痫的现场急救处理	
	操作后：风险防范	

思考实践

1. 生活中对发生哮喘的患者应做出怎样的即时处理？
2. 如何帮助指导肺炎患者减少重症肺炎的发生率？
3. 如何正确指导高血压患者控制血压？
4. 如何对冠心病患者实施急救？
5. 如何正确指导上消化道大出血的患者减少疾病的发生？
6. 如何指导糖尿病患者有效控制血糖，避免低血糖的发生？
7. 如何减少脑血管疾病的发生？
8. 如何对癫痫患者进行有效救治？

部分数字资源

1. 本书 PPT 课件，扫码可获取

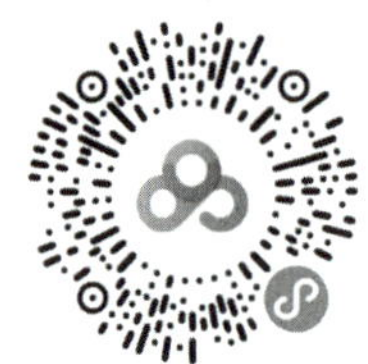

2. 各项目微视频文件，扫码可获取

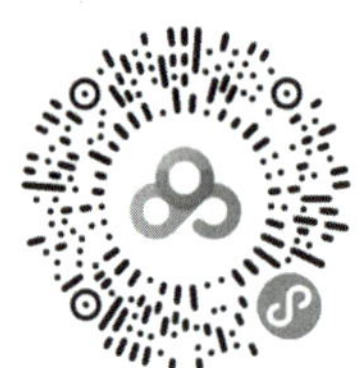

3. 心肺复苏虚拟仿真网址

https://pl.edu-libs.com/jijiu001/index.html

4. 海姆立克虚拟仿真网址

https://pl.edu-libs.com/jijiu002/index.html